T0224151

METODOLOGIE RIABILITATIVE IN LOGOPEDIA • VOL. 9

Collana a cura di
Carlo Caltagirone
Carmela Razzano
Fondazione Santa Lucia, IRCCS, Roma

Springer

Milano
Berlin
Heidelberg
New York
Hong Kong
London
Paris
Tokyo

Laura Mandolesi • Domenico Passafiume

Psicologia e psicobiologia dell'apprendimento

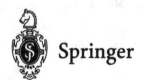
Springer

Laura Mandolesi
Dipartimento di Psicologia
Università "La Sapienza"
e Fondazione S. Lucia, IRCCS
Roma

Domenico Passafiume
Dipartimento di Medicina Interna
e Sanità Pubblica
Facoltà di Medicina e Chirurgia
L'Aquila
e Fondazione S. Lucia, IRCCS
Roma

Springer-Verlag è una società del gruppo Springer Science+Business Media

http://www.springer.it

© Springer-Verlag Italia, Milano 2004

ISBN 978-88-470-0239-5

Progetto grafico della copertina: Simona Colombo
Fotocomposizione: Graficando snc, Milano
Stampa: Arti Grafiche Nidasio, Assago (MI)

SPIN: 10971932

Prefazione alla collana

Nell'ultimo decennio gli operatori della riabilitazione cognitiva hanno potuto constatare come l'intensificarsi degli studi e delle attività di ricerca abbiano portato a nuove ed importanti acquisizioni. Ciò ha offerto la possibilità di adottare tecniche riabilitative sempre più efficaci, idonee e mirate.

L'idea di questa collana è nata dalla constatazione che, nella massa di testi che si sono scritti sulla materia, raramente sono stati pubblicati testi con il taglio del "manuale": chiare indicazioni, facile consultazione ed anche un contributo nella fase di pianificazione del progetto e nella realizzazione del programma riabilitativo.

La collana che qui presentiamo nasce con l'ambizione di rispondere a queste esigenze ed è diretta specificamente agli operatori logopedisti, ma si rivolge naturalmente a tutte le figure professionali componenti l'équipe riabilitativa: neurologi, neuropsicologi, psicologi, foniatri, fisioterapisti, insegnanti, ecc.

La spinta decisiva a realizzare questa collana è venuta dalla pluriennale esperienza didattica nelle Scuole di Formazione del Logopedista, istituite presso la Fondazione Santa Lucia - IRCCS di Roma. Soltanto raramente è stato possibile indicare o fornire agli allievi libri di testo contenenti gli insegnamenti sulle materie professionali, e questo sia a livello teorico che pratico.

Tutti gli autori presenti in questa raccolta hanno all'attivo anni di impegno didattico nell'insegnamento delle metodologie riabilitative per l'età evolutiva, adulta e geriatrica. Alcuni di essi hanno offerto anche un notevole contributo nelle più recenti sperimentazioni nel campo della valutazione e del trattamento dei deficit comunicativi. Nell'aderire a questo progetto editoriale essi non pretendono di poter colmare totalmente la lacuna, ma intendono soprattutto descrivere le metodologie riabilitative da essi attualmente praticate e i contenuti teorici del loro insegnamento.

I volumi che in questa collana sono specificamente dedicati alle metodologie e che, come si è detto, vogliono essere strumento di consultazione e di lavoro, conterranno soltanto brevi cenni teorici introduttivi sull'argomento: lo spazio più ampio verrà riservato alle proposte operative, fino all'indicazione degli "esercizi" da eseguire nelle sedute di terapia.

Gli argomenti che la collana intende trattare vanno dai disturbi dell'apprendimento dell'età evolutiva, all'afasia, alle disartrie, alle aprassie, ai disturbi percettivi, ai deficit attentivi e della memoria, ai disturbi comportamentali delle sindromi postcomatose, alle patologie foniatriche, alle ipoacusie, alla balbuzie, ai disturbi del calcolo, senza escludere la possibilità di poter trattare patologie meno frequenti (v. alcune forme di agnosia).

Anche la veste tipografica è stata ideata per rispondere agli scopi precedentemente menzionati; sono quindi previste in ogni volume illustrazioni, tabelle riassuntive, elenchi di materiale terapeutico che si alterneranno alla trattazione, in modo da semplificare la lettura e la consultazione.

Nella preparazione di questi volumi si è coltivata la speranza di essere utili anche a quella parte di pubblico interessata al problema, ma che non è costituita da operatori professionali e da specialisti.

Con ciò ci riferiamo ai famigliari dei nostri pazienti e agli addetti all'assistenza che spesso fanno richiesta di poter approfondire attraverso delle letture la conoscenza del problema, anche per poter contribuire più efficacemente alla riuscita del progetto riabilitativo.

Roma, giugno 2000

C. Caltagirone
C. Razzano
Fondazione Santa Lucia
Istituto di Ricerca e Cura a Carattere Scientifico

Prefazione al volume

La comprensione dei meccanismi alla base dell'apprendimento è stata da sempre uno degli argomenti più studiati in ogni ambito del sapere umano. Fin dai tempi più antichi, infatti, l'uomo si è fortemente interrogato sull'essenza dell'essere, sul pensiero e sul ragionamento, sull'eventuale localizzazione dell'anima e sulla dicotomica relazione tra psiche e corpo. Interrogativi, questi, retorici solo in apparenza: basti pensare che è stato proprio Eric R. Kandel, uno dei più grandi neurobiologi contemporanei, a sottolineare come "attraverso l'apprendimento ogni singolo individuo esprime la propria individualità" (Kandel ER, 1992). Se infatti partiamo dal presupposto che apprendere significa imparare, che imparare significa conoscere e che conoscere significa arricchirsi di conoscenza, tramite l'apprendimento l'uomo formerebbe il proprio essere.

Sono state queste le basi filosofiche sulle quali illustri studiosi dello sviluppo hanno costruito le loro teorie evolutive. L'apprendimento è il meccanismo che consente la "crescita mentale", sviluppando le capacità cognitive, sensoriali e, non ultime, motorie. Secondo Jean Piaget, uno dei grandi pilastri della psicologia dell'età evolutiva, l'intelligenza e la logica si sviluppano attraverso specifici ed universali meccanismi di apprendimento. Attraverso "il processo di *assimilazione*, infatti, un dato nuovo proveniente dall'ambiente esterno viene inserito in schemi mentali già preesistenti e attraverso il processo complementare di *accomodamento* i dati della nuova esperienza modificano gli schemi già posseduti" (in Oliverio Ferrarsi A e coll., 1991).

Mediante l'apprendimento, inoltre, l'uomo impara a conoscere la realtà che lo circonda. A tal proposito vale la pena ricordare come lo studioso tedesco dell'epoca romantica Friedrich Fröebel, agli inizi del 1800, descriveva il bambino: "Un demiurgo in calzoni corti proteso ad autoeducarsi per poter dipanare il gomitolo spirituale che è in lui..." (in Frabboni F, 1991). Attraverso l'esplorazione della natura, il bambino conosce l'esterno, lo interiorizza e successivamente lo esteriorizza. Il pensiero romantico dell'autore riflette perfettamente la concezione moderna dell'apprendimento e della memoria: l'informazione viene prima conosciuta (esplorazione – apprendimento – fase di acquisizione), successivamente elaborata (interiorizzazione – memoria – fase di elaborazione) e recuperata al momento opportuno (esteriorizzata – memoria – fase di richiamo). E, proprio come aveva intuito Fröebel, questo processo risente fortemente dell'ambiente, inteso non solo come spazio naturale ma come tutto ciò che ruota intorno all'individuo.

Il processo dell'apprendimento inizia dalla nascita e continua per tutta la vita. Addirittura, per alcuni studiosi tale processo si manifesterebbe durante la vita uterina. Intorno al 6° mese è stata riscontrata, da parte del feto, una risposta motoria con un aumento dell'attività cardiaca in seguito a stimolazioni acustiche, la cui somministrazione continua comporta l'estinzione della risposta (Canestrari R, 1988). Questo fenomeno è una delle forme più semplici di apprendimento.

Le modalità, i meccanismi attraverso i quali avviene l'apprendimento sono stati e sono oggetto di studio da parte di diverse discipline. La capacità di apprendere contribuisce in modo determinante alla possibilità di un individuo di adattarsi all'ambiente in cui si trova, di interagire con esso, di sfruttare le possibilità per sopravvivere e progredire.

La psicologia studia i meccanismi e i processi cognitivi che determinano l'apprendimento. Essi sono complessi e si diversificano in base alla situazione ed al contesto in cui si esplicano. L'individuo (sia Uomo che Animale) è in costante interazione con l'ambiente in cui è inserito, ed in questa interazione prende corpo un flusso di informazioni attraverso il quale egli organizza il proprio bagaglio di conoscenze. Interagendo con il contesto ed attraverso un procedimento a spirale, ogni individuo acquisisce informazioni e modifica quelle immagazzinate in precedenza, assumendo in questa dinamica un ruolo sia attivo che passivo: elabora quelle provenienti dall'esterno adattando le proprie e nello stesso tempo trasforma, codificandole ed interpretandole, quelle in entrata. L'individuo plasma e modella il proprio comportamento in funzione delle richieste del contesto, cercando costantemente di adattare le caratteristiche dell'ambiente alle proprie esigenze ed ai propri bisogni. Analizzando tale processo si possono elicitare le caratteristiche dell'apprendimento. Il processo di apprendimento, infatti, si struttura attraverso due direttrici principali: le componenti individuali del soggetto e quelle del contesto in cui egli stesso è inserito. Gli studiosi ritengono che l'individuo apprenda sulla base dell'interazione e dell'integrazione di fattori psicobiologici, mentali e cognitivi (elementi individuali) e di fattori sociali, culturali ed ambientali (elementi contestuali). In una costante interazione–integrazione tra le caratteristiche di tutti i fattori, il modellamento delle risposte del soggetto ed i cambiamenti del contesto, si delinea la trasformazione delle informazioni e quindi l'apprendimento. Nel meccanismo con cui l'individuo apprende assume un ruolo fondamentale l'esperienza, ovvero l'ambito nel quale le componenti che costituiscono il processo di apprendimento si combinano e si adeguano costantemente favorendo la maturazione dell'individuo.

Quali sono i rapporti e le differenze tra l'apprendimento di comportamenti che consentono all'individuo di interagire al meglio con il suo ambiente e l'apprendimento di una poesia o di un fatto storico? E ancora, apprendere a guidare l'auto, cosa ha in comune con l'apprendere una lingua o imparare a memoria un brano musicale? Sono processi differenti o no? Se si definisce l'apprendimento, con Hilgard e Bower (1970), come un processo che dà origine o modifica un comportamento in reazione ad una situazione incontrata, questa resta in realtà una definizione dai termini vaghi. Inoltre, quando ci si riferisce all'apprendimento si immagina un processo che porta al miglioramento delle condizioni dell'individuo: ma anche i pregiudizi sono appresi, così come quei comportamenti che possono rivelarsi non vantaggiosi per l'individuo. Alcuni psicologi sostengono la presenza di differenti tipi di apprendimento, altri invece di differenti modalità. Di conseguenza, le teorie che gli psicologi hanno avanzato per interpretare i processi di apprendimento devono essere inquadrate per il tipo di apprendimento cui fanno riferimento, per le procedure e per le tecniche utilizzate negli esperimenti di validazione. Una prima distinzione è inerente alla partecipazione attiva dell'individuo all'apprendimento, che può essere volontario o involontario. Sedersi ad un tavolo e studiare un manuale di psicologia per apprendere delle informazioni e poterle poi utilizzare quando necessario implica uno sforzo ed una concentrazione consapevole, un controllo dei risultati, la coscienza della propria attività cognitiva. Al contrario, sbattere le palpebre ad un fischio che precede un soffio di aria è il comportamento frutto di un'associazione più volte esperita in modo anche non cosciente tra quel fischio ed un soffio di aria, che abbiamo appreso senza rendercene conto e quindi senza un'attività cognitiva volontaria. L'apprendimento volontario e quello non volontario coinvolgono differenti strutture cerebrali e differenti processi cognitivi. L'associazione ripetuta tra due fenomeni porta ad un apprendimento appunto "per associazione": impariamo che al presentarsi di un evento ne farà seguito un altro; al lampo segue il tuono, e di converso noi sappiamo che, se abbiamo udito il tuono, prima ci deve essere stato un lampo, anche se non lo abbiamo visto: abbiamo fatto un'inferenza, utilizzando una informazione che abbiamo appreso in precedenza. Anche "l'abituazione" (o l'assuefazione) è per alcuni un apprendimento (Zamboni G, 1995) che non avviene però per un processo associativo: ad esempio, il caso di un rumore che all'inizio ci fa sobbalzare e poi non viene più avvertito è un fenomeno per il quale può essere avanzata la spiegazione secondo cui l'organismo ha imparato che quel rumore non ha particolari conseguenze a meno di non risultare, con la ripetitività, particolarmente fastidioso, nel qual caso la "sensibilizzazione" a quello stimolo fa sì che, per esempio, il gocciolio del rubinetto ci impedisca di dormire. In entrambi i casi, l'apprendimento è avvenuto senza alcun intervento volontario ed elaborazione cosciente dello stimolo e della situazione (Humphrey G, 1933).

Definire l'apprendimento implica sapere quali funzioni considerare apprendimento o quali modificazioni siano frutto dell'apprendimento o meno. Ad esempio, se un comportamento si modifica nel corso della maturazione dell'individuo secondo un susseguirsi di tappe regolari senza l'influenza della pratica, questo cambiamento è dovuto alla maturazione. Ovviamente, nella maggior parte delle situazioni non è semplice individuare cosa è maturazione e cosa invece è apprendimento, dal momento che molte attività si sviluppano attraverso una complessa interazione tra le due componenti; si pensi ad esempio al bambino che impara a camminare o a parlare: queste attività si possono manifestare solo quando il sistema nervoso centrale (SNC) del bambino ha raggiunto una determinata maturazione; tuttavia, se non è esposto al linguaggio, il bambino non impara a parlare, come accade nel caso dei non-udenti. E ancora, il ragionamento, attraverso il quale si arriva alla soluzione di problemi ba-

Indice

Capitolo 1
Che cos'è l'apprendimento?

Laura Mandolesi

Alla domanda che apre il capitolo possiamo rispondere in mille modi, elaborando dozzine e dozzine di definizioni o fornendo più semplicemente sinonimi, e nonostante ciò, per quanto possa risultar strano, la risposta non sarà facile.

Una delle finalità del presente volume è proprio quella di fornire una semplice e chiara risposta alla domanda "che cos'è l'apprendimento?" ed ai quesiti più ricorrenti quando si analizza questo... *processo*.

L'apprendimento, infatti, è un vero e proprio processo e come tale è soggetto a determinate proprietà. È interessante sottolineare che la capacità di apprendere riguarda tutti gli esseri viventi ed in tutti si manifesta con le stesse modalità. Persino gli invertebrati sono in grado di apprendere, e la loro modalità di apprendimento è del tutto sovrapponibile a quella di un essere umano. È ovvio, che più si sale la scala filogenetica, più si assiste alla manifestazione di apprendimenti sempre più complessi. Vedremo che esistono molteplici forme di apprendimento. Un invertebrato esplicita forme molto semplici, mentre un essere umano arriva a livelli ben più alti. La presenza di forme di apprendimento anche negli animali, vertebrati e non, ha permesso agli studiosi di ipotizzare l'esistenza di una base biologica comune. Ed è stata proprio la comprensione dei correlati anatomici dell'apprendimento a fornire un utile strumento per lo studio di altri processi cognitivi e ad arricchire le conoscenze su molti disturbi clinici dell'età evolutiva e dell'età adulta.

Perché si apprende?

La definizione comune di apprendimento, come già accennato, apre una serie di interrogativi che riguardano la funzionalità di questo processo.

La prima domanda che ci possiamo porre è se tale capacità sia *finalizzata*, ossia se l'individuo impari nuovi compiti per un determinato scopo.

Gli scienziati hanno risposto positivamente a tale quesito, e se consideriamo Darwin il primo teorico dell'apprendimento possiamo capirne più facilmente il perché. Secondo il padre dell'evoluzionismo, l'apprendimento è uno dei principali meccanismi di sopravvivenza in quanto tale processo è fortemente intersecato con il meccanismo di adattamento: sviluppare una buona capacità di imparare nuovi compiti è finalizzato ad un migliore adattamento dell'individuo all'ambiente e, di conseguenza, ad una maggiore probabilità di sopravvivere all'ambiente stesso.

Per ricordarsi meglio la proprietà finalizzata del processo di apprendimento, può essere utile fare un passo indietro nella storia, anzi nella preistoria. Apprendere a cacciare, a coltivare, a costruire strumenti di difesa ha permesso all'uomo di adattarsi all'ambiente, di sopravvivere e di collocarsi al primo posto nella scala filogenetica. Ovviamente tale visione evoluzionistica si adatta anche al mondo animale, ed in questo caso non c'è bisogno di viaggiare indietro nel tempo per capire quanto un apprendimento veloce delle tecniche di caccia, ad esempio, sia sinonimo di sopravvivenza.

La capacità di apprendere per meglio adattarsi all'ambiente è riscontrabile anche nella vita di tutti i giorni. Se consideriamo l'ambiente non solo come luogo, ma come *situazione ambientale*, ossia come tutto ciò che ruota intorno all'individuo[1], possiamo renderci facilmente conto di come le persone modifichino il proprio comportamento per meglio adattarsi a ciò che li circonda. È tipico l'esempio di uno studente, che cambia modo di esprimersi a seconda se si rivolga ad un docente o ad un suo collega: utilizzare una terminologia corretta ed educata con il professore equivale ad avere un asso nella manica al momento dell'esame (sfido chiunque a non considerare adattativo il buon rapporto tra docente e studente; potremmo addirittura affermare che è... una situazione di "adattamento all'esame"!); allo stesso modo, una parlata schietta e confidenziale può, in molti casi, aprire le porte ad una solida amicizia.

Anche gli animali cambiano comportamento in relazione alla situazione ambientale. Nel corteggiamento, ad esempio, i maschi scelgono dal loro repertorio la strategia comportamentale più efficace tra quelle acquisite nel corso dell'esperienza. Tale scelta è determinata, oltre che dal periodo, anche dai precedenti successi o, al contrario, dai precedenti fallimenti.

L'apprendimento è un processo che caratterizza ogni individuo, e anche la condizione di un *non-apprendimento* cela una situazione, adattativa, di apprendimento a non imparare un determinato compito. Immaginiamo un amante del trekking che però soffre di vertigini (vi assicuro che non è un esempio contraddittorio!). La nostra ipotetica persona, nonostante i suoi razionali sforzi, non imparerà mai ad arrampicare in modo fluido, anche se decidesse di seguire un corso di arrampicata. Nello specifico caso, arrampicarsi equivale a svolgere un'azione non adattativa che quindi, conviene, più o meno consapevolmente, non apprendere.

---

[1] Nel presente contesto tutte le *cose* e gli *eventi* che ruotano intorno all'individuo sono raggruppati sotto il nome di *ambiente* o *situazione ambientale*. In questo senso consideriamo ambiente anche la famiglia, la scuola, gli eventi importanti, ecc.

I fattori che agiscono sull'apprendimento

Fin qui abbiamo introdotto due parole chiave nei processi di apprendimento, *adattamento* e *ambiente*, ed abbiamo sottolineato il fatto che gli esseri viventi apprendono per adattarsi all'ambiente. Se quindi l'ambiente influisce sull'apprendimento, viene spontaneo domandarsi *in che misura*.

Molti studiosi hanno dimostrato che il *fattore ambientale* esercita una forte influenza sui meccanismi di apprendimento, al punto di modificarne il conseguente comportamento. Infatti, una volta che un nuovo compito è stato appreso, i successivi comportamenti saranno esibiti in funzione delle nozioni precedentemente immagazzinate. Dietro alla messa in atto di un comportamento si cela pertanto un "costrutto mentale", più o meno consapevole, che dipende dall'esperienza acquisita. Il neonato che appena si sveglia attira l'attenzione della mamma con il pianto ne è un valido esempio. Il piccolo ha appreso, attraverso una particolare forma di apprendimento, che piangere, in alcuni casi, equivale ad essere preso in braccio dalla mamma. Supponiamo che dopo alcuni mesi la mamma smetta di cullare il piccolo, se non per effettiva necessità, cambiando quindi il precedente comportamento. Cosa farà il bambino? Continuerà a piangere o smetterà dopo un certo periodo? L'esperienza comune ci insegna che se non si raggiunge un fine bisogna cambiar tattica! E questo è proprio il caso del nostro lattante che, dopo svariati tentativi di pianti e singhiozzi, modificherà anche lui il suo comportamento. Immaginiamo ora una situazione simile a quella esposta, in cui la mamma decida di non modificare il suo comportamento, continuando a prendere in braccio il bambino anche al minimo richiamo. In questo caso non ci saranno modificazioni comportamentali da entrambe le parti, anzi i due comportamenti, il piangere e il prendere in braccio si rinforzeranno a vicenda.

I suddetti esempi permettono di mettere a fuoco alcune caratteristiche comuni presenti in tutte le forme di apprendimento. Innanzitutto, in entrambe le situazioni è l'esperienza a modulare il comportamento, nel primo esempio modificandolo e nel secondo rafforzandolo. In questa chiave di lettura, l'apprendimento diviene sinonimo di *cambiamento* o di *stabilizzazione*. Nel caso in cui si verifichi un cambiamento, l'individuo si troverà a fronteggiare nuovi apprendimenti. Il neonato dovrà, infatti, sviluppare una nuova strategia di richiamo. Qualora invece l'individuo continui ad esibire lo stesso comportamento, si rievocherà semplicemente il comportamento appreso, elaborato e memorizzato in precedenza. Il neonato "si ricorda" la strategia vincente e non esita a rimetterla in atto.

Quanto appena esposto apre un interessante punto di riflessione. L'acquisizione e l'interiorizzazione di un'informazione sono due momenti distinti che si verificano in successione e non possono quindi essere considerate come due meccanismi che funzionano in maniera totalmente indipendente. Prima di memorizzare una qualsiasi informazione, è necessario acquisirla, apprenderla, conoscerla, altrimenti che cosa memorizziamo? Da un punto di vista evoluzionistico, inoltre, non avrebbe alcun significato funzionale lo sviluppo di un apprendimento senza la conseguente memorizzazione. E non a caso le strutture anatomiche coinvolte nei meccanismi di apprendimento, come analizzeremo più avanti, sono, per lo più, le stesse coinvolte anche nei processi di memoria.

Un'altra caratteristica dei processi di apprendimento riguarda la *peculiarità* del comportamento. In altri termini, la forte correlazione tra apprendimento ed ambiente fa sì che ogni individuo, vivendo una propria realtà, esibisca un comportamento unico. In questa chiave di lettura, è possibile affermare che l'apprendimento determina l'unicità di ogni individuo. Ritornando ai nostri due non tanto ipotetici neonati, non è difficile evidenziare come, nella stessa situazione, entrambi esibiscano comportamenti diversi. Tale peculiarità individuale può essere sintetizzata con una frase del grande già citato neuroscienziato contemporaneo, premio Nobel per la Medicina Eric R. Kandel: "... attraverso l'apprendimento ogni singolo individuo esprime la propria individualità" (Kandel ER, 1992). Ogni individuo è pertanto inserito in un particolare contesto ambientale che lo rende diverso, e quindi unico, rispetto a tutti gli altri. La forza dell'esperienza fa sì che i contenuti appresi da un individuo in una particolare situazione siano immagazzinati in modo diverso da un altro individuo che apprende gli stessi contenuti in un contesto diverso. Un bambino emotivamente equilibrato probabilmente non modificherà il proprio comportamento dopo la visione di un film con alti contenuti violenti; lo stesso film, invece, potrebbe generare particolari reazioni se visto da un bambino emotivamente disturbato. In questo contesto vale la pena sottolineare che l'ambiente, oltre a modulare il modo in cui apprendiamo e di conseguenza il nostro comportamento, agisce attivamente anche su altri processi cognitivi. Per esempio, l'ambiente che ruota intorno ad un bambino in età scolare influisce fortemente sul suo sviluppo cognitivo, affettivo e sociale. Esiste infatti una forte correlazione tra l'ambiente in cui è inserito il bambino e la presenza o meno di alcuni disturbi evolutivi. Un contesto familiare poco rassicurante probabilmente si rifletterà sulla sfera cognitiva e sociale del bambino. Così come un handicap motorio precoce ne caratterizzerà l'intero sviluppo.

Parallelamente all'esperienza e all'ambiente, c'è un altro fattore che agisce fortemente sull'apprendimento: non possiamo, infatti, non considerare quanto sia potente l'influenza del *patrimonio genetico* su tale processo. Un esempio è la dislessia evolutiva, un disturbo specifico dell'apprendimento che compromette la capacità di leggere in modo corretto e fluente e nella maggior parte dei casi si associa a difficoltà nella scrittura e nel calcolo. Recenti studi hanno fornito numerose evidenze di come tale disturbo non sia causato da un deficit di natura cognitiva, percettiva ed affettiva, bensì da una predisposizione costituzionale (in Vicari S, Caselli MC, 2002). In questo caso, il contesto ambientale contribuirebbe solo in maniera indiretta all'evolversi del disturbo amplificandolo o, al contrario, contenendolo.

Sull'apprendimento giocano pertanto due forze, quella ambientale e quella genetica, che sono in continua interazione. A questo punto è lecito domandarsi cosa c'è di innato e cosa di acquisito in questo processo. Le ricerche condotte fino a questo momento sugli animali e sull'uomo hanno dimostrato che il processo dell'apprendimento in quanto tale può considerarsi un meccanismo biologico innato.

Innate sono le modalità di apprendimento, ossia il *come* apprendiamo. Per spiegare tale concetto dobbiamo inevitabilmente anticipare alcune nozioni biologiche, che in questo capitolo verranno semplificate al massimo. Alla base di ogni forma di apprendimento si attua una modificazione dell'attività sinaptica che si manifesta, con le stesse regole, in tutti gli esseri viventi. Queste regole non sono altro che specifici meccanismi di apertura e chiusura di alcuni canali ionici, la cui funzionalità determina lo scambio di informazioni tra due neuroni. Il "*come parlano*" due neuroni rappresenta quindi la componente innata del processo di apprendimento. Ciò che invece innato non è, ma subisce l'influenza ambientale, sono i contenuti che si apprendono, quello che possiamo arbitrariamente definire il *materiale di apprendimento*, ossia il bagaglio di conoscenza di ogni singolo essere vivente. In termini biologici "*il quanto intensamente comunicano due neuroni*" rappresenta la componente acquisita. La quantità e la qualità della comunicazione neuronale si modella nel corso dell'esperienza e, pertanto, è fortemente determinata dal contesto ambientale. Nasciamo con un preciso numero di neuroni che potenzialmente possono intrecciare infinite comunicazioni tra loro, ma è solo l'esperienza che ne determina il numero e la stabilità.

Fino a questo momento abbiamo sottolineato l'importanza dei fattori ambientali e genetici nel modulare l'apprendimento. Questi fattori non sono però gli unici. L'*emozione* e la *motivazione* rappresentano, infatti, altre importanti forze che agiscono sul processo di acquisizione, in alcuni casi facilitandolo ed in altri inibendolo.

Tanto più un'informazione ci piace e ci interessa, tanto più velocemente riusciamo ad acquisirla. Qualora invece non risulti interessante, la relativa acquisizione sarà più lenta e difficile. Lo stesso si può dire degli aspetti procedurali legati all'apprendimento: raggiungiamo prima una fluidità di movimento per una coreografia di aerobica o per imparare le manovre da eseguirsi in barca a vela piuttosto che per un qualsiasi esercizio di ginnastica che ci viene obbligato.

I processi mnesici di apprendimento e di memoria, allo stesso modo di altri processi cognitivi, risentono dell'influenza delle nostre emozioni e delle nostre motivazioni.

Perché gli aspetti emotivi *condizionano* quelli più prettamente cognitivi? Non dovrebbe essere, almeno per l'uomo, il contrario?

Il padre della psicanalisi Sigmund Freud di certo saprebbe argomentare una chiara risposta negativa. Secondo l'autore sono le pulsioni ad influenzare ed a governare le azioni dell'individuo. È quello che lui stesso ha definito *Es* ad arbitrare il comportamento; in altri termini, è la parte più emotiva di noi.

Prima di confermare o invalidare l'impostazione freudiana cerchiamo, però, di capire cosa sono e a cosa servono i "processi meno cognitivi".

Da un punto di vista funzionale, le emozioni rappresentano un meccanismo di adattamento all'ambiente che consente all'organismo di sopravvivere. Vi è mai capitato di avere paura? In una situazione pericolosa il sangue fluisce verso i grandi muscoli scheletrici, ad esempio quelli delle gambe, rendendo così più facile la fuga, ed il volto, meno irrorato, sbianca. Allo stesso tempo il corpo si immobilizza, come congelato, anche solo per un momento, per valutare se non convenga nascondersi. I circuiti dei centri cerebrali preposti alla regolazione dei fenomeni emotivi scatenano un flusso di ormoni che mette l'organismo in uno stato generale di allerta, preparandolo all'azione. L'emozione della paura servirebbe quindi per preparare l'organismo all'attacco o alla fuga e comunica all'esterno, attraverso l'impallidimento del volto, il forte stato di tensione. E la paura è solo un esempio della finalità evolutiva delle emozioni.

Anche le motivazioni hanno un significato di adattamento all'ambiente. Per sopravvivere l'organismo ha bisogno di cibo, acqua, ossigeno e riposo, nonché di riprodursi. Ha anche bisogno di un sistema di segnali (il dolore) che gli permetta di evitare agenti dannosi e di un sistema in grado di mantenere costante la temperatura corporea. Le motivazioni di tipo biologico (come fame, sete, sonno, termoregolazione, ecc.) servono proprio a consentire all'organismo di mettere in atto dei comportamenti di sopravvivenza, come il mangiare, il bere, il dormire...

I "processi meno cognitivi" contribuirebbero quindi anche a garantire la sopravvivenza dell'individuo all'ambiente, e per questo motivo non possono far altro che modulare l'apprendimento, un processo di diverso livello ma con simile significato funzionale. Non dimentichiamo che l'apprendimento è un meccanismo che ha un'alta finalità evolutiva. Nel prossimo capitolo vedremo che esiste, *non a caso*, anche una correlazione anatomica tra i centri dell'apprendimento e quelli sottostanti le emozioni/motivazioni.

In questa chiave di lettura è quindi plausibile in un certo senso confermare la tanto discussa ideologia freudiana. Forse alcuni di voi si chiederanno se è possibile che si verifichi il contrario, ossia che i processi cognitivi, come ad esempio l'apprendimento, modulino le emozioni. L'istanza psichica *Super Io* descritta ampiamente nei trattati freudiani, ai quali rimando, potrà chiarire tutti i vostri dubbi.

Anche altri fattori contribuiscono a facilitare o, al contrario, ad inibire l'apprendimento. I *processi attentivi* modulano fortemente tutte le forme di apprendimento di tipo consapevole. Immaginiamo di eseguire un semplice compito di apprendimento, come ad esempio la memorizzazione di venti parole. Sicuramente oltre a ricordare meglio le prime e le ultime parole della lista, come anche le parole più familiari, le parole alle quali si è prestata maggiore attenzione nell'ascolto non andranno svanite.

La relazione tra processi attentivi e apprendimento si riverbera anche sulle forme di apprendimento non consapevole. Nell'eseguire per la prima volta un esercizio, motorio ad esempio, vi sarà sicuramente capitato di sentirvi dire: "Come sei bravo/a, sembra che tu l'abbia già fatto!". In realtà, è possibile che voi abbiate semplicemente ed attentamente osservato qualcun altro eseguire il compito per il quale tutti ora si complimentano con voi. In questi ultimi anni gli psicobiologi stanno caratterizzando con maggiore chiarezza un altro tipo di apprendimento riferito in letteratura come *osservativo*. Nonostante tale campo di indagine sia abbastanza recente, ci sono molteplici dati sperimentali che evidenziano le strutture nervose sottostanti tale forma di apprendimento e che confermano quanto importante e determinante sia l'osservazione di un qualsiasi compito per l'apprendimento dello stesso (Graziano A e coll., 2002); in termini più generali, quanto forti e potenti siano i processi attentivi nel facilitare i meccanismi di acquisizione. Nel Capitolo 3 vedremo che diversi autori hanno impostato le loro teorie psicologiche dell'apprendimento proprio sull'importanza dell'osservazione e dell'imitazione di comportamenti, inserendo tale concetto anche nei settori della psicologia dello sviluppo e della psicologia sociale.

Qualche volta però non riusciamo a concentrarci su un compito che dobbiamo apprendere. Perché? La causa di tale mancanza è da ricercare, oltre che in fattori quali ad esempio la stanchezza, anche nell'azione dei processi emotivi e nel significato funzionale del non-apprendimento, trattato precedentemente.

Una piccola nota merita l'azione dei *meccanismi percettivi* nella facilitazione o meno dei processi di apprendimento. L'acquisizione di un'informazione e di un compito, infatti, presuppone sempre un'analisi percettiva preliminare di ciò che si deve apprendere. Per imparare velocemente le parole di una canzone ascoltata alla radio è necessario un ascolto senza interferenze.

Anche *l'intelligenza*[2] contribuisce all'apprendimento sviluppandone le strategie di acquisizione. La memorizzazione di un numero telefonico ne è la dimostrazione. Se metto in atto una strategia associativa riesco a ricordarlo più facilmente! Anche la ricerca clinica è concorde nel ritenere l'intelligenza un importante fattore che agisce sull'apprendimento. I bambini affetti da ritardo mentale, ad esempio, hanno difficoltà di apprendimento (Vicari S, 2001).

Molti, quindi, sono i fattori che influenzano l'apprendimento e la loro molteplice interazione permette di ipotizzare che tale processo non sia isolato ma, al contrario, è uno dei tanti che *coopera* per la sopravvivenza dell'individuo. La prova empirica di questa interpretazione non può che provenire dagli studi anatomici. Numerosi dati sperimentali hanno infatti evidenziato l'esistenza di svariate connessioni anatomiche tra le strutture coinvolte nei processi di acquisizione ed altre strutture cerebrali, coinvolte a loro volta in altri processi. In altri termini, durante qualsiasi apprendimento, all'interno del nostro sistema nervoso si verifica un continuo scambio di informazioni tra i diversi, ed anche distanti, siti nervosi. Nelle neuroscienze, "struttura e funzione" sono due aspetti inscindibili: se una struttura anatomica è inserita in un preciso circuito neuronale è perché *svolge* una specifica funzione.

Il lavoro sinergico di più processi potrebbe quindi esser letto in chiave evoluzionistica.

L'apprendimento è un processo cognitivo su cui agiscono forze innate ed acquisite, su cui intervengono svariati altri processi e meccanismi, come l'attenzione, le emozioni, le motivazioni e le percezioni. Ma sull'apprendimento interviene anche un altro processo: *il movimento*. È questo un nuovo concetto da poco approdato sul territorio neuroscientifico, ed il suo vero nome è *path integration*, integrazione del cammino, ossia la capacità di capire dove siamo in funzione di dove eravamo e di co-

---

[2] In termini generali, l'intelligenza è una capacità dell'individuo di adattarsi all'ambiente. Possiamo considerare intelligente un individuo ben adattato alla sua realtà ambientale. In ambito clinico, tuttavia, tale capacità viene quantifiliata e misurata attraverso particolari test, nei quali si valutano le diverse abilità cognitive.

me ci siamo mossi. Attraverso questa potenzialità l'individuo, conoscendo la sua posizione nell'ambiente attraverso il movimento, acquisisce informazioni circa l'ambiente stesso. Sarebbe l'azione, attraverso l'attivazione propriocettiva[3], a permettere certe forme di apprendimento. In letteratura sperimentale è stato condotto un interessante esperimento che evidenzia come il movimento in un ambiente ne faciliti la conoscenza. Whishaw e Tomie, due ricercatori contemporanei, hanno osservato le prestazioni comportamentali di ratti in un'arena circolare durante un compito di ricerca di cibo. L'arena conteneva una serie di buchi equidistanti disposti lungo la circonferenza. L'animale veniva inserito in un buco e lasciato libero di uscire alla ricerca del cibo. Normalmente i ratti, quando trovano il cibo in un ambiente non proprio familiare (in questo caso l'arena), tendono a posizionarsi in quello che *ritengono* essere il posto più sicuro (che il più delle volte coincide con il punto di partenza) e lì a consumare il gustoso pasto. Dopo pochissime prove i ratti non solo apprendevano la localizzazione del cibo, ma ritornavano nel punto di partenza seguendo una traiettoria a dir poco rettilinea. Questo curioso comportamento si verificava sia alla luce, sia al buio (Whishaw Q, Tomie J, 1997)! L'orientamento al buio, ovviamente, non risente di indizi spaziali, come ad esempio la posizione degli sperimentatori intorno all'arena. E allora, come è possibile che al buio i ratti riescano a formarsi una mappa spaziale dell'ambiente[4]? La risposta sembra proprio favorire l'ipotesi che attraverso il semplice movimento nell'ambiente è possibile sviluppare una conoscenza dell'ambiente stesso che ne facilita l'orientamento.

Le prime evidenze scientifiche di questa nuova teoria risalgono agli inizi degli anni '90, anche se il concetto secondo cui, attraverso il *corpo che si muove* si produce conoscenza ha da sempre rivestito un ruolo importante nel panorama filosofico e pedagogico. La dimensione pedagogica della "corporeità", infatti, è stata spesso chiamata in causa per migliorare le conoscenze dell'ambiente.

L'interazione individuo-ambiente (in questo caso *ambiente* è inteso come *spazio ambientale*) si rivela ancora una volta di fondamentale importanza.

Ne siamo consapevoli?

Supponiamo di venire assunti in una biblioteca. Il primo giorno del nostro incarico cerchiamo di *apprendere* in fretta il modo migliore per svolgere il nuovo lavoro, finché in breve tempo diventiamo esperti delle regole di consultazione e catalogazione degli archivi. Quest'esempio serve ad evidenziare come, spesso, l'apprendimento sia un *processo attivo*, ossia voluto dall'individuo, che ne è pertanto consapevole. L'apprendimento di nuovi compiti in determinate situazioni, spesso, richiede l'in-

---

[3] I propriocettori sono i recettori che informano il sistema nervoso centrale sullo stato del corpo nello spazio. Sono pertanto localizzati all'interno dei muscoli, documentandone lo stato di estensione o di contrazione, la lunghezza del muscolo all'intorno dei tendini, lo stato di tensione, la forza del muscolo, all'interno dell'apparato vestibolare, informando della posizione della testa, ecc.
[4] Ovviamente gli sperimentatori avevano eliminato le tracce olfattive.

tervento cosciente da parte dell'individuo. Questo tipo di apprendimento viene generalmente riferito come *esplicito* o *dichiarativo*.

Perché in molte situazioni apprendiamo in modo consapevole? La risposta è molto semplice ed è insita nel concetto per cui l'apprendimento è una capacità finalizzata. Apprendere coscientemente è sinonimo di apprendere per raggiungere un fine. Più in fretta divento esperto/a nel consultare e nel catalogare gli archivi della biblioteca, più probabilità avrò di non essere licenziato/a.

L'apprendimento esplicito si distingue principalmente in *apprendimento esplicito di tipo verbale* (o dichiarativo), di *tipo non-verbale* e/o di *tipo spaziale*. Al primo caso appartengono tutte quelle acquisizioni che possono essere espresse verbalmente, e per questo motivo alcuni autori lo hanno definito "dichiarativo". Gli esempi che lo illustrano sono molteplici e riguardano l'acquisizione di regole e di contenuti verbali di qualsiasi genere, letterari, matematici, ecc. L'apprendimento esplicito di tipo non-verbale comprende le acquisizioni di informazioni che possono sempre essere espresse verbalmente, ma questa volta riferite a un contenuto non-verbale. Il più delle volte si tratta dell'acquisizione di informazioni spaziali, da cui la sovrapposizione con l'"apprendimento esplicito spaziale", come ad esempio la localizzazione di un indizio spaziale, la formazione della mappa di un particolare ambiente, ecc. Nel corso della trattazione vedremo che l'uomo non è l'unico essere vivente ad usufruire di tale apprendimento. Attraverso l'utilizzo di particolari test sperimentali è stato possibile evidenziare che anche le scimmie ad alcune specie inferiori sono capaci di "esplicitare" la loro conoscenza acquisita.

L'apprendimento dichiarativo comprende, oltre all'acquisizione di regole, di concetti e mappe spaziali, anche la codificazione di informazioni che riguardano particolari eventi autobiografici, nonché le associazioni personali che si riferiscono a quegli eventi (Kupfermann I, 1998).

Un altro aspetto che è importante sottolineare quando si analizza l'apprendimento di tipo esplicito riguarda la velocità con cui si attua tale processo. L'acquisizione esplicita di nuove informazioni si può verificare anche dopo una sola esposizione al "materiale da apprendere", in quanto comporta l'associazione cosciente di più stimoli simultanei. Pensiamo ad un compito esplicito di memorizzazione a breve termine, come la memorizzazione di un numero telefonico del tutto ipotetico quale 50.18.766, di una persona molto importante da un punto di vista affettivo. In questo caso, l'alta finalità dell'apprendimento ci farà applicare una vincente strategia di memorizzazione. Possiamo, per esempio, associare i numeri ad eventi: 50 agli anni del nostro papà, 18 all'anno in cui siamo divenuti maggiorenni e 766 all'autobus che prendiamo tutti i giorni.

Esistono però anche situazioni in cui si apprendono nuovi compiti senza rendersene conto, in modo totalmente inconsapevole. Questo è il caso dell'apprendimento definito *implicito*. Può considerarsi implicito l'apprendimento del linguaggio[5] da par-

---

[5] In questo contesto "apprendere il linguaggio" non è sinonimo di "apprendere le regole linguistiche grammaticali e sintattiche".

te del bambino, che impara a parlare in modo del tutto "naturale e spontaneo". Anche l'imparare a camminare può considerarsi un tipo di apprendimento implicito: il bambino che dapprima gattona e che in seguito si ritrova a camminare in posizione eretta, di certo non apprende quest'abilità in modo consapevole. Magari si sforza di camminare perché rinforzato positivamente dai genitori ad ogni piccolo passo, ma la fluidità del movimento avviene per precise tappe caratteristiche di tutti gli individui, che vengono vissute in maniera del tutto inconsapevole.

Un altro tipo di apprendimento implicito riguarda l'apprendimento di procedure. L'andare in bicicletta ne è un buon esempio. Immagino che tutti voi ricorderete le prime tragiche volte. All'inizio il dramma, le cadute, la paura. Poi, tutto ad un tratto, come per magia, il raggiunto equilibrio. Cosa è accaduto? L'andare in bicicletta implica necessariamente la messa in atto di particolari sequenze motorie che solo con un buon allenamento raggiungono la massima fluidità. Sicuramente siamo consapevoli di mettere in atto corrette procedure, ma la scioltezza e la fluidità sono due caratteristiche che maturano inconsapevolmente nel corso dell'addestramento, e quello che possiamo notare è il successivo miglioramento. L'apprendimento implicito, pertanto, è in molti casi sinonimo di *apprendimento procedurale*, termini utilizzati spesso in maniera intercambiabile.

Tra le forme di apprendimento implicito se ne distinguono due molto semplici: *l'apprendimento non-associativo* e, viceversa, *l'apprendimento associativo*.

Per *apprendimento non-associativo* si intende una modificazione comportamentale conseguente ad una *stimolazione* ripetuta di un singolo *stimolo* o a più stimoli diversi tra cui però non intercorre alcun legame spaziale e/o temporale. L'abituazione e la sensibilizzazione sono considerate le forme più semplici dell'apprendimento implicito non-associativo. L'*abituazione* consiste nella riduzione di una risposta comportamentale riflessa in seguito alla presentazione ripetuta di uno stimolo non nocivo (Kupfermann I, in Kandel ER e coll., 1998). Il fenomeno dell'abituazione è molto importante perché, come tutte le forme di apprendimento, permette all'uomo e all'animale di adattarsi all'ambiente. Gli esseri viventi, infatti, apprendono in fretta ad ignorare ripetuti stimoli innocui e quindi a concentrarsi su stimoli che invece sono nocivi. Nell'uomo un esempio classico di abituazione è la mancata risposta di trasalimento a un forte rumore dopo che questo si sia presentato numerose volte. In ambito sperimentale, invece, un esempio di abituazione può essere rappresentato da un cane di fronte ad uno stimolo sconosciuto, come una carezza da parte dello sperimentatore. Inizialmente, l'animale risponderà alla carezza con la messa in atto di particolari sequenze motorie che lo predispongono ad un eventuale attacco, ma qualora lo stimolo si ripeta nel tempo, e lo sperimentatore continui dunque a coccolare il cane, l'animale apprenderà di non trovarsi in una situazione di pericolo e sopprimerà la sua risposta di evitamento. In altre parole, il cane si è abituato alle carezze dello sperimentatore. Il fenomeno della *sensibilizzazione* consiste invece nell'aumento generale della risposta di un organismo a stimoli deboli che seguono uno stimolo nocivo. Supponiamo che di notte, mentre dormiamo, per due secondi inizi a suonare, per un falso contatto, l'antifurto della nostra casa. Impauriti ci svegliamo e facciamo un giro di ricognizione dell'ambiente per vedere se è entrato qualcuno. Nonostante ci rendiamo conto che i ladri non sono entrati, non riusciamo più a dormire: sentiamo con terrore ogni rumore della casa a cui prima non facevamo caso. Che cosa è successo? Ci siamo semplicemente sensibilizzati ad uno stimolo nocivo (il suono dell'antifurto), per cui rispondiamo in maniera amplificata a qualsiasi altro stimolo non nocivo (i rumori della casa). Anche questa semplice forma di apprendimento si rivela adattativa. Inoltre è interessante notare che la sensibilizzazione si può verificare anche con stimoli verbali. Se dopo che abbiamo giocato con un bambino facendogli il solletico gli diciamo che stiamo di nuovo per solleticarlo, quest'ultimo inizierà a ridere ininterrottamente.

Si parla invece di *apprendimento associativo* quando la modificazione del comportamento dipende da un'associazione di eventi. Appartengono a questa forma di apprendimento il condizionamento classico e il condizionamento operante, che verranno discussi nel prossimo capitolo in quanto rappresentano anche due importanti teorie psicologiche.

Anche l'apprendimento implicito, esattamente come quello esplicito, si divide in forme verbali ed in forme non verbali e/o spaziali. Questa volta, però, essendo le informazioni acquisite in modo inconsapevole dal soggetto, non possono essere "esplicitate" se non su specifica richiesta. Tra le forme di apprendimento implicito di tipo verbale ricordiamo l'apprendimento di sequenze di stimoli verbali ed alcuni fenomeni di priming[6]; tra le forme di tipo non verbale, l'apprendimento di abilità motorie, di procedure motorie e spaziali, gli apprendimenti–associativi e non-associativi, l'apprendimento di sequenze di stimoli, in questo caso, non verbali.

A differenza dell'apprendimento di tipo esplicito, la forma implicita è molto più lenta in quanto si basa sulla ripetizione di numerose prove successive. L'andare in bicicletta, come del resto l'acquisizione di tutte le altre abilità motorie e procedurali, migliora nel corso del tempo, come se si *automatizzasse*.

La distinzione dell'apprendimento in forme esplicite ed implicite si basa quindi sul tipo di conoscenza che il soggetto acquisisce. Come vedremo nel prossimo capitolo, dopo che un'informazione è stata acquisita, viene successivamente memorizzata. Ed è per questo motivo che tali categorie sono in molti casi riferite come conoscenza o memoria dichiarativa/esplicita e conoscenza o memoria non-dichiarativa/implicita. In realtà esiste una confusione terminologica dovuta alla sottile linea di demarcazione tra il processo di apprendimento e quello di memoria, che ci accingiamo ora ad analizzare e semplificare.

---

[6] Il priming o *facilitazione diretta* è una forma di apprendimento implicito che consiste nell'identificazione facilitata di oggetti percettivi come conseguenza di una specifica precedente esposizione ad un oggetto. Il priming avviene indipendentemente da ogni ricordo cosciente o esplicito di un precedente incontro con lo stimolo.

Capitolo 2
Apprendimento e memoria

Laura Mandolesi · Domenico Passafiume

Il rapporto tra apprendimento e memoria non è del tutto chiarito. Anche il linguaggio quotidiano rispecchia quest'ambiguità: infatti, si dice "imparare a memoria" intendendo l'attività di immagazzinare uno stimolo (ad esempio una poesia o un brano) esattamente come proposto (parola per parola), sottintendendo spesso una comprensione scarsa o "opzionale" di quello che si impara, contrapposta ad un apprendimento che implica approfondimento, comprensione del significato e possibilità di rielaborazione.

Fino a che punto processi diversi?

Nelle teorie psicologiche degli anni 40-60, la distinzione tra apprendimento e memoria era basata su una semplice successione di tipo temporale: come apprendimento veniva identificata la fase di acquisizione delle informazioni, mentre si riteneva che la memoria intervenisse successivamente, nel mantenimento dell'informazione e nel suo recupero dal magazzino mnesico. Le teorie cognitiviste più recenti sottolineano invece il ruolo della memoria già nelle fasi di acquisizione delle informazioni e di converso l'apprendimento di materiale complesso viene descritto come un processo di elaborazione in cui devono intervenire diverse altre abilità cognitive quali l'attenzione sostenuta e focalizzata, la comprensione verbale e non verbale, la memoria.

Confrontando le teorie psicologiche relative ai processi di memoria con quelle sull'apprendimento si evidenziano alcune caratteristiche simili. Entrambi i processi, infatti, possono essere scissi in diversi sottoprocessi, collegati in maniera funzionale gli uni agli altri (Fig. 2.1). Nella memoria un'informazione per essere immagazzinata e rievocata o riconosciuta deve, in primo luogo, essere codificata. Allo stesso modo, affinché un'informazione venga appresa, è necessario comprenderla ed immagazzinarla in un nuovo schema mentale costruito attraverso la modificazione di schemi preesistenti. Il ruolo della memoria nelle varie fasi del processo di apprendimento sembra, pertanto, essere determinante. Anche la memoria necessita del processo di apprendimento: prima che un dato venga memorizzato deve inevitabilmente essere acquisito.

Alla luce di quanto esposto risulta particolarmente difficile e arbitrario trattare

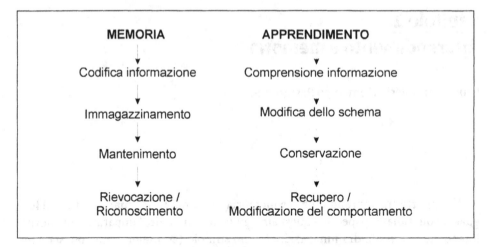

Fig. 2.1. Il processo della memoria a confronto con il processo di apprendimento

separatamente il processo di apprendimento da quello di memoria. In molti libri addirittura i due termini sono utilizzati in maniera intercambiabile. In questa sede, per ovvi motivi didattici, cercheremo di semplificare il più possibile i due fenomeni.

Per semplificare la questione

Iniziamo ad inquadrare l'apprendimento e la memoria in un unico processo che chiameremo *processo mnesico*, schematizzato nella Figura 2.2.

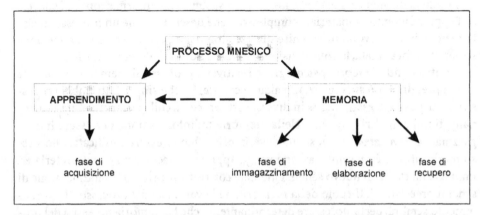

Fig. 2.2. Schema che evidenzia in che modo l'apprendimento e la memoria partecipano al processo mnesico. L'apprendimento comprende la fase di acquisizione, la memoria, invece, le successive fasi di immagazzinamento, di elaborazione e di recupero. Le frecce tratteggiate indicano che i due processi non sono indipendenti

Come si può osservare dalla Figura 2.2, l'apprendimento caratterizza la fase di acquisizione delle informazioni mentre la memoria caratterizza la fase in cui le informazioni vengono immagazzinate, elaborate e recuperate al momento opportuno. Tale schematizzazione ricorda le prime teorie psicologiche degli anni 40-60, ma come abbiamo più volte sottolineato, la fase di acquisizione è fortemente influenzata dalle fasi relative ai processi di memoria e viceversa. Alcuni autori sono concordi nel ritenere che l'apprendimento non sia prerequisito indispensabile di tutto il processo di memorizzazione. L'acquisizione di un'informazione sarebbe la condizione necessaria per la primissima fase del processo mnesico, cioè per l'immagazzinamento. Infatti, una volta che l'informazione è entrata nel magazzino mnesico, tutti i processi che riguardano la successiva elaborazione possono funzionare in maniera *indipendente* dalla precedente acquisizione. Verifichiamo con un semplice esempio la validità di tale ipotesi. Immaginiamo di arrivare a casa e trovare nella cassetta della posta un'affettuosa lettera di un nostro/a amico/a. Dopo averla letta, abbiamo appreso un certa quantità di informazioni. Tali informazioni, dopo esser state apprese, vengono ora elaborate: pensiamo e ripensiamo al nostro/a amico/a ed a tutte le cose carine che ci ha scritto. Durante questa fase di intensa elaborazione riceviamo una telefonata da una persona che ci informa che il nostro/a caro/a amico/a si è comportato/a in maniera scorretta nei nostri confronti. A questo punto l'informazione che stavamo elaborando, in relazione ad una nuova acquisizione, "cambia rotta". E se non avessimo risposto a quella telefonata? La nostra elaborazione sarebbe continuata in maniera del tutto indipendente da nuove acquisizioni.

La stretta relazione funzionale che lega l'apprendimento al processo di memorizzazione si riverbera anche sul piano anatomico. Le strutture anatomiche coinvolte nell'acquisizione dell'informazione sono generalmente le stesse coinvolte nel meccanismo di immagazzinamento ed elaborazione. Non si può invece affermare con certezza l'esistenza di una precisa corrispondenza anatomica tra i siti nervosi coinvolti nell'acquisizione dell'informazione e quelli coinvolti nel recupero dell'informazione stessa. Alcune ipotesi sperimentali hanno suggerito che l'informazione, dopo essere stata appresa ed immagazzinata, venga *trasportata* ad altre aree cerebrali per essere maggiormente elaborata ed al momento opportuno recuperata (Eichenbaum H, 2001).

In questi ultimi anni, la ricerca sperimentale ha cercato di marcare per quanto possibile la sottile linea che divide l'apprendimento dalle prime fasi di memoria. Se, per esempio, si volesse testare l'effetto di un farmaco nel bloccare l'apprendimento di un compito spaziale, l'eventuale somministrazione andrebbe effettuata soltanto durante il periodo iniziale della fase di acquisizione. Immaginiamo di voler insegnare ad un ratto affamatissimo a trovare il cibo in un labirinto. L'animale, dopo i primi insuccessi, impara velocemente dove si trova la ricompensa in quanto riesce a costruirsi una mappa spaziale dell'ambiente ed a sviluppare un'efficace strategia di ricerca. La formazione della mappa del labirinto e lo sviluppo della strategia esplorativa rappresentano due momenti importanti del meccanismo di acquisizione. Per bloccare l'apprendimento, la somministrazione farmacologia dovrà, come dicevamo, avvenire nelle primissime fasi del test. Nel caso in cui si vogliano analizzare i meccanismi biologici sottostanti la fase di elaborazione, la somministrazione della sostanza dovrà avvenire ad apprendimento concluso ma non consolidato, ossia dopo i primissimi successi.

I contenuti dell'apprendimento, dopo esser stati acquisiti, vengono quindi immagazzinati ed elaborati, cioè trasformati in memorie. Si parlerà quindi di memoria dichiarativa o esplicita e di memoria non-dichiarativa o implicita. Anche i contenuti dell'apprendimento dichiarativo possono esser trasformati in memoria implicita. Quando impariamo a guidare un autoveicolo, ad esempio, inizialmente verbalizziamo coscientemente tutti gli atti motori da compiere. In un secondo momento, però, a seguito della ripetizione delle prove, non pensiamo più ai singoli movimenti da eseguire: stiamo lavorando con la memoria implicita e le nostre azioni divengono automatiche. È necessario a questo punto non confondere i termini apprendimento implicito e memoria implicita. L'apprendimento implicito riguarda l'acquisizione involontaria di procedure consone alla situazione, la memoria implicita il richiamo di tali procedure al momento opportuno. L'apprendimento di guidare l'automobile coinvolge quindi i meccanismi dichiarativi, in quanto è necessario capire, per esempio, a cosa serve l'acceleratore o la frizione, ma ciò implica necessariamente l'entrata in gioco dei meccanismi impliciti, ossia l'acquisizione di procedure motorie che con l'esercizio si trasformeranno in memoria procedurale.

Analisi del processo di memoria

A questo punto non ci resta che analizzare in maggior dettaglio cosa vuol dire processo di memoria, in altre parole cos'è la memoria. Abbiamo visto che essa comprende una fase di immagazzinamento, una fase di elaborazione ed una fase di recupero, e che tali fasi possono essere influenzate dall'acquisizione di nuove informazioni. L'uso di un termine unico potrebbe suggerire che la memoria sia un sistema, per quanto complesso, unitario. In realtà la memoria è costituita da molti sistemi e sottosistemi, che possiedono caratteristiche psicologiche e correlati anatomo-fisiologici distinti e possono quindi essere dissociati a livello sia funzionale sia neurologico.

A tal proposito, la neuropsicologia cognitiva ha ampiamente dimostrato la validità di un modello multicomponenziale della memoria (Baddeley AD, 1990; Vallar G, 1990): con ciò si intende un modello teorico utilizzato per individuare e caratterizzare funzionalmente le diverse componenti della memoria. Una prima distinzione viene fatta sul piano temporale: ricordare un numero telefonico per il tempo sufficiente a comporlo è certamente differente dal ricordare, anche a distanza di tempo, il numero di telefono di un nostro caro amico. Nel primo caso l'informazione è trattenuta per un breve tempo nella "Memoria a Breve Termine" (MBT), nel secondo caso nella "Memoria a Lungo Termine" (MLT). Nella MBT, dunque, le informazioni permangono per un tempo molto limitato ed inoltre anche la quantità di informazioni che può essere contenuta è limitata: ad esempio, degli esperimenti classici hanno mostrato che il numero di parole "ricordato" tramite la MBT varia in funzione del numero delle sillabe; d'altra parte, come è stato sottolineato nel precedente capitolo, è più semplice ricordare un numero telefonico di otto cifre se le combiniamo: così ad esempio 5-0-1-4-9-7-3-6 lo ricordiamo meglio se diventa 50-14-97-36; in modo automatico, senza pensarci, abbiamo ridotto le informazioni da trattenere: da 8 numeri a 4!

La MBT ci consente di svolgere alcune operazioni sugli stimoli, operazioni che rendono possibile la codifica e la comprensione; ecco ancora una volta un esempio di come la funzione mnesica interviene anche nella prima fase del processo di apprendimento, consentendoci appunto di comprendere lo stimolo richiamando anche nozioni pregresse.

La MLT ci consente, invece, di conservare una quantità indefinita di informazioni per un tempo altrettanto indefinito: alcuni ricordi durano per tutta la vita! La memoria inoltre "contiene" informazioni diverse tra loro: così noi sappiamo che la terra è sferica e che ruota attorno al sole, e ci ricordiamo anche di aver osservato una eclissi di sole; entrambe le informazioni sono depositate nella nostra memoria, ma la prima attiene alla nostra conoscenza del mondo, la seconda al nostro vissuto personale. È dunque possibile distinguere le varie componenti della memoria anche in base alla tipologia delle informazioni. Il modello multicomponenziale viene rappresentato come nella Figura 2.3.

Nella MBT, il *taccuino sensoriale* raccoglie le informazioni sensoriali, che perdurano solo pochi secondi, mentre nella *memoria di lavoro* le informazioni possono essere trattenute il tempo sufficiente per la loro elaborazione e il loro utilizzo. La MLT contiene per un tempo che abbiamo detto indefinito, nella componente di *memoria dichiarativa*, informazioni che noi acquisiamo consapevolmente, a volte anche con un certo sforzo e la loro rievocazione volontaria, anche questa con più o meno sforzo. Come abbiamo esemplificato sopra, appartengono ad essa i concetti, le nozioni e le conoscenze enciclopediche che ci permettono di comprendere e di orientarci nel mondo che ci circonda, svincolate da connotazioni temporali e spaziali che attengono alla loro acquisizione; queste informazioni costituiscono quella che viene indicata come *memoria semantica*. Nella *memoria episodica* sono invece immagazzinati avvenimenti, nozioni e fatti collocati nel tempo e nello spazio. Essi sono tutte quelle informazioni che riguardano accadimenti singoli, che possono essere anche ordinati cronologicamente nel loro accadere. Secondo alcuni autori, inoltre, una componente della memoria dichiarativa è la *memoria autobiografica*: tutto ciò che riguarda la nostra vita, che ci è accaduto fino ad ora, per esempio dove abbiamo trascorso le vacanze due anni fa o la data in cui ci siamo diplomati, viene immagazzinato separatamente dagli altri avvenimenti; una conferma di questa memoria autobiografica possiamo averla dall'esame dei pazienti con deterioramento cognitivo progressivo (demenza): questi pazienti, nei quali uno dei disturbi patognomonici è proprio il deficit di memoria, sono in grado di riferire in modo più accurato (quindi di ricordare meglio) i fatti relativi alla propria vita rispetto agli avvenimenti "pubblici".

Come vedremo nel Capitolo 3 studiando i teorici dell'apprendimento, l'individuo acquisisce informazioni anche senza "impegnarsi" in questa attività: i ratti di cordate l'esempio di come abbiamo imparato ad andare in bicicletta? Avevamo visto (cfr. Cap. 1) che in realtà non abbiamo coscientemente imparato i movimenti e le posture che ci permettono di mantenerci in equilibrio su due ruote: abbiamo solo cercato di non cadere, insistendo fino a quando, come per magia, ci siamo riusciti. L'apprendimento implicito di tipo procedurale viene consolidato in memoria procedurale finché oggi, quando saliamo su una bicicletta a distanza di anni, ci mettiamo a pedalare senza pensare a come si fa. Inoltre, esperienza comune a chi pratica un qualsiasi sport è che, se abbiamo imparato dei "difetti" di esecuzione, diviene molto difficile correggerli. Sequenze motorie, condizionamenti (in particolare dovuti a rinforzi negativi), abitudini, sono dei comportamenti assai stabili nella nostra memoria e che mettiamo in atto senza alcuno sforzo volontario di rievocazione.

Capitolo 3
Teorie psicologiche dell'apprendimento

Domenico Passafiume

Come ogni argomento e/o problema complesso, l'apprendimento ha dato origine a diverse teorie, tese a spiegarne i vari aspetti. Anche nel caso delle teorie psicologiche dell'apprendimento è bene ricordare che la funzione principale di una teoria è quella di fornire un quadro di riferimento per la spiegazione coerente di una serie di fenomeni che riguardano uno o più ambiti; la funzione di una teoria è principalmente quella euristica, ossia quella di spingere alla ricerca della conoscenza, fornendo un quadro complessivo che spieghi i fenomeni noti e sia in grado di integrare le nuove osservazioni: è quasi come se la funzione principale di una teoria fosse di ispirare esperimenti tesi a confutarla!

Nel presente capitolo vengono illustrate le principali teorie psicologiche che hanno cercato di spiegare in che modo riusciamo ad acquisire nuovi comportamenti e nuove informazioni, con l'obiettivo di evidenziare che ognuna di esse individua ed inquadra particolari modalità di apprendere.

Il riflesso condizionato

Tra le scuole di pensiero proprie della psicologia, il comportamentismo (o "behaviorismo") ha l'apprendimento quale ambito prevalente delle proprie ricerche ed insieme quale fondamento delle proprie teorizzazioni. Nella prima rivoluzione industriale, nell'era delle affermazioni scientifiche, partendo dalla necessità di dare dignità e affidabilità scientifica agli studi di psicologia, il comportamentismo pone come presupposto imprescindibile la necessità di avere come oggetto di studio della psicologia solo quei fenomeni che possono essere osservati, indagati e misurati. Riguardo a quei fenomeni ai quali non è possibile applicare la metodologia scientifico-sperimentale (ad esempio la coscienza), lo psicologo non è in condizioni di fare affermazioni che abbiano valore scientifico e quindi non è produttivo (dal punto di vista scientifico e della conoscenza effettiva) occuparsene. La conseguenza di tale presupposto è che ciò che lo psicologo può studiare è il comportamento manifesto dell'individuo, ed in particolare il comportamento che si presenta come Risposta (R) ad uno Stimolo (S): da qui l'indicazione di questa scuola come S-R. La regolarità con la quale un comportamento si presenta in risposta ad uno stimolo è dovuta all'apprendimento: l'individuo "impara" che adottare quel determinato comportamento in risposta ad un particolare stimolo o a stimoli simili è vantaggioso per lui.

Il paradigma del Riflesso Condizionato (indicato anche come "condizionamento classico") risponde ai requisiti della teorizzazione S-R ed è uno dei suoi capisaldi. L'esperimento canonico del condizionamento classico si può schematizzare come segue: a) viene dato del cibo al cane, che inizia a salivare: questa è la situazione di partenza, in cui uno *stimolo naturale* (il cibo) suscita una *risposta riflessa naturale* (la salivazione); b) inizia il "condizionamento": il suono di un campanello precede la presentazione del cibo, che fa sì che il cane salivi. Uno *stimolo neutro* (il suono), che di per sé non sarebbe in grado di provocare la salivazione, viene percepito dal cane pochi secondi prima che gli venga dato il cibo (lo stimolo naturale) che provoca la salivazione; c) dopo un certo numero di ripetizioni, quando il cane ode il campanello inizia a salivare, prima che gli venga dato il cibo: l'apprendimento si è realizzato. Il cane ha imparato, per associazione, che al suono segue il cibo, e quindi inizia a salivare. Il suono è diventato uno *stimolo condizionato* che provoca una *risposta condizionata*. Ora il cibo non è più l'elemento che provoca la salivazione (che è già avvenuta con il suono), ma è diventato un *rinforzo*. La sua funzione quindi diventa quella di confermare e rafforzare la risposta già dopo lo stimolo condizionato. La possibilità di condizionare il presentarsi delle risposte riflesse fu scoperta da Pavlov (1927) ai primi del 1900 e studiata a lungo. Non solo sono stati precisati i processi e le condizioni più favorevoli all'instaurazione ed al mantenimento nel tempo del condizionamento, ma anche l'abbandono della risposta condizionata precedentemente appresa. Nonostante sia basato su risposte riflesse, quindi innate e fisiologicamente determinate, il condizionamento è un processo molto duttile. È possibile un notevole grado di discriminazione dello stimolo condizionato: presentando al cane una serie di toni e rinforzandone uno solo, l'animale saliverà solo e soltanto quando sentirà quel tono, mentre tutti gli altri non susciteranno alcuna risposta. Al contrario, rinforzando più toni, specialmente all'inizio, si induce una "generalizzazione" ed il cane saliverà per una ampia gamma di toni. Lo stimolo condizionato mantiene la sua efficacia nel provocare la risposta condizionata solo per un certo periodo di tempo, se non viene più rinforzato: se dopo aver indotto la comparsa del riflesso condizionato smettiamo di far seguire alla presentazione del suono la somministrazione del cibo, dopo un certo numero di ripetizioni il suono non innesca più la salivazione. L'animale si è "dimenticato" quanto aveva appreso? Secondo Pavlov (1973) e i comportamentisti, non è così: la risposta condizionata, non più "utile", si estingue, ma l'estinzione non equivale all'oblio, piuttosto alla "inibizione", ed è cioè un processo attivo, nel quale i legami associativi perdono di forza. Due sono i fenomeni sui quali si basa questa affermazione: 1) l'estinzione è molto più veloce se invece di far seguire al suono (stimolo condizionato) la somministrazione del cibo viene fatto seguire uno stimolo spiacevole, ad esempio una scossa elettrica (punizione); 2) quando l'estinzione si è instaurata stabilmente, se si vuole ripristinare la risposta condizionata, si osserva che il numero di esposizioni necessarie a "ristabilire" l'associazione tra suono e cibo (continuando a mantenere l'esempio iniziale) è decisamente ridotto rispetto alla situazione di condizionamento di partenza.

La "traccia mnesica" o la memoria dell'associazione stimolo neutro-stimolo naturale non è quindi persa, ma è ancora disponibile, seppure inattiva. È possibile però rendere più stabile lo stimolo condizionato, o più difficile la sua estinzione: se il rinforzo non viene presentato ogni volta che lo stimolo condizionato provoca la risposta condizionata, questa si manterrà per un tempo più lungo, anche in assenza del rinforzo, e la sua estinzione richiederà un tempo più lungo. L'apprendimento che avviene nella situazione del condizionamento classico si basa sulla associazione tra stimolo neutro e stimolo incondizionato (suono-cibo), e la risposta è sempre presente, innescata dallo stimolo naturale. Si parte quindi, come abbiamo visto, da un comportamento fisiologico nel quale la risposta è suscitata dallo stimolo, secondo, appunto, i canoni della teoria Stimolo-Risposta.

Il condizionamento operante

Non è sempre possibile individuare lo stimolo che provoca una risposta, o non sempre è uno stimolo a provocare la risposta: in questi casi, secondo Skinner (1938; 1953), è il legame associativo che si instaura tra risposta (comportamento) e rinforzo (conseguenza) a determinare l'apprendimento e quindi il mantenimento del comportamento. L'esperimento cardine condotto da Skinner (1938) è semplice ed elegante: un ratto veniva messo dentro una gabbia oscurata ed isolata acusticamente, in modo che l'animale non fosse raggiunto da stimoli esterni. Nella gabbia c'era una piccola leva, la cui pressione provocava la caduta di una pallina di cibo. La leva, inoltre, era collegata ad un pennino esterno: all'abbassarsi della leva, il pennino segnava la carta che scorreva su un rullo, permettendo così di registrare la frequenza con la quale veniva abbassata la leva. Questo dispositivo è stato chiamato "gabbia di Skinner" (*Skinner box*). Il ratto messo nella gabbia, esplorando l'ambiente e muovendosi a suo piacimento, prima o poi casualmente preme la levetta, provocando la caduta della pallina di cibo. Dopo alcune volte che ciò accade, si osserva che la leva viene abbassata con regolarità. Il ratto preme la leva più volte in un breve periodo di tempo, e gli intervalli tra una pressione e l'altra corrispondono ad tempo necessario a mangiare la pallottolina di cibo; dopo di che la leva non viene premuta per un certo lasso di tempo, perché l'animale è sazio, poi, trascorso un certo periodo, il ratto si dirige decisamente alla leva, inizia a premere e a mangiare. Come si può vedere, non c'è nessuno stimolo iniziale che spinge il ratto a premere la leva: tuttavia, una volta che la leva è stata premuta casualmente, la presentazione del cibo rinforza l'azione che ne ha determinato l'erogazione. L'apprendimento quindi è "spostato" sul rapporto tra Azione (che Skinner e i comportamentisti continuano ad indicare come Risposta) e Rinforzo, che fa sì che questo comportamento inizialmente casuale venga mantenuto dal soggetto. Skinner (1938) considera questo paradigma una forma di condizionamento, e lo chiama "condizionamento operante" per evidenziare la differenza con il condizionamento di Pavlov, che viene indicato come "Rispondente". In quest'ultimo caso, come abbiamo visto, la risposta è suscitata da uno stimolo ed il rinforzo è correlato allo stimolo. Nel condizionamento skinneriano, al contrario, è la risposta a determinare il rinforzo, e quindi la risposta è "operante", poiché non c'è uno stimolo che la determina. Se poi un comportamento operante acquisisce una relazione con una stimolazione precedente, allora può divenire un "comportamento operante discriminato". Abbiamo visto sopra che la gabbia di Skinner ci consente di valutare come il rinforzo agisca sulla risposta operante, esaminando l'aumento del ritmo con il quale il comportamento si manifesta. Questo aumento del ritmo, o della frequenza, è considerato una misura dell'intensità del comportamento operante, cioè della sua forza. Anche la "estinzione" (cioè il non presentarsi più della Risposta) è una misura della forza dell'operante: quanto maggiore è l'intensità dell'operante, tanto più numerose saranno le risposte nella fase di estinzione. Skinner indica questo fenomeno come "resistenza all'estinzione" e mostra che, in questa fase, un singolo rinforzo è in grado di provocare un gran numero di comportamenti, prima che il ritmo delle risposte torni ai livelli antecedenti il condizionamento. Il rinforzo, dunque, aumenta la probabilità di manifestarsi di una risposta, e può avere una caratteristica positiva piacevole, di premio: il cibo che cade alla pressione della leva. Anche non subire conseguenze spiacevoli, tuttavia, è un rinforzo: se abbassando la leva il ratto invece della pallina di cibo riceve una leggera scossa elettrica, eviterà di premere la levetta. Dunque l'evitamento dell'azione è rinforzato dalla mancata conseguenza spiacevole. È una situazione che tutti noi conosciamo e che produce un apprendimento molto rapido: non sono necessarie molte ripetizioni per imparare a non toccare a mani nude una pentola sul fuoco, o una pianta spinosa o una medusa. Astenendoci dal compiere queste azioni, non ci bruciamo o pungiamo o irritiamo le pelle: quindi il non fare un'azione è rinforzato dall'assenza di dolore (in questi casi), e non dalla presenza di un premio. Questo evitare le conseguenze spiacevoli è indicato come "rinforzo negativo". C'è da notare che il rinforzo negativo, la risposta di evitamento, è un apprendimento tra i più stabili: ogni volta che ci asteniamo dall'azione, otteniamo infatti un rinforzo, seppure negativo: quindi la risposta è costantemente rinforzata! Rinforzare la risposta tutte le volte che si presenta può accelerare il processo di apprendimento ma, come abbiamo già visto, anche l'estinzione avviene velocemente. Skinner ha condotto numerosi esperimenti sui programmi di rinforzo, e i dati hanno mostrato che rinforzando la risposta in modo discontinuo (rinforzo intermittente) la probabilità che si presenti anche in assenza del rinforzo aumenta, ed il tempo di estinzione si prolunga: non sappiamo più decidere se il rinforzo non seguirà più la risposta o meno. Un'osservazione importante fatta da Skinner (1938) riguarda lo sviluppo del comportamento "superstizioso". Questo comportamento si instaura allorché un individuo attribuisce ad una risposta la capacità di produrre un rinforzo, quando in realtà tra risposta e rinforzo c'è solo un nesso accidentale. Così, se il rinforzo viene erogato in modo automatico, secondo un intervallo di tempo fisso, con molta probabilità il rinforzo si presenterà casualmente subito dopo un comportamento caratteristico dell'individuo; questo comportamento (essendo tipico di quell'individuo) avrà più probabilità di ripetersi e di essere di nuovo rinforzato rispetto ad altri. Così, un atteggiamento o un comportamento casualmente coincidente con il rinforzo viene associato ad esso come operante; casualmente indossiamo un vestito particolare quando sosteniamo un esame ed abbiamo un risultato particolarmente brillante, l'esame successivo indossiamo lo stesso abbigliamento ed otteniamo di nuovo un risultato brillante. A questo punto siamo portati ad indossare lo stesso vestito per l'esame seguente, come se il vestito avesse determinato l'andamento della prova: abbiamo sviluppato un comportamento "superstizioso"! L'associazione tra comportamento e rinforzo può produrre la modificazione del comportamento per approssimazioni successive; si rinforzano i singoli atti di una sequenza, iniziando dal primo (ad esempio il beccare un pulsante da parte di un piccione); quando questo è stabilizzato, si associa all'azione successiva: il piccione becca un pulsante e invece del grano cade un gettone; quando dopo aver beccato il pulsante, prende il gettone nel becco, viene rinforzato di nuovo: così Skinner arrivò ad addestrare un piccione a beccare un pulsante colorato, ottenere un gettone, prenderlo nel becco, infilarlo in una fessura e…. ottenere il cibo! Il rinforzo "originario" può essere poi sostituito da un altro, grazie ad un processo di associazione: così insegniamo al cane a venire al nostro richiamo prima dandogli un biscotto, poi accompagnando al biscotto una carezza: alla fine il cane arriverà per ottenere una carezza; a questo punto, sarà sufficiente una carezza ogni tanto perché il nostro cane continui a venire al nostro richiamo.

Apprendimento per prove ed errori

Skinner nel suo lavoro di ricerca ha sviluppato e perfezionato le metodiche e le teorizzazioni di Thorndike, che può essere considerato il precursore del condizionamento operante. Thorndike (1911; 1913) aveva infatti mostrato che l'apprendimento avviene per *prove ed errori*; un gatto o una scimmia, in una gabbia chiusa da una serie di chiavistelli da far scattare in sequenza, dopo una serie di tentativi infruttuosi arrivavano alla giusta sequenza, aprendo la gabbia. Immessi nuovamente nella gabbia, ripetevano la sequenza corretta senza errori, e ne uscivano. Questo secondo Thorndike dimostrava: 1) che l'animale aveva imparato, dopo una serie di prove e di errori, quale era la sequenza corretta con cui aprire i chiavistelli; 2) che l'animale aveva appreso la sequenza che gli aveva consentito di aprire la gabbia, cioè quella che l'aveva portato al successo. Su queste basi, Thorndike elaborò quella che è conosciuta come "legge dell'effetto", secondo la quale un individuo apprende ad associare ad una determinata situazione o problema la risposta, tra quelle provate, che ha prodotto la maggior soddisfazione per lui. Inoltre l'esercizio consolida la risposta. Come si può vedere, sono già enunciati i fondamenti del condizionamento operante, che saranno poi ulteriormente sviluppati dalle ricerche di Skinner. C'è però da notare che per Thorndike, sebbene sia considerato tra i "fondatori " della teoria S-R, le motivazioni hanno un ruolo importante nel processo di apprendimento. Questo aspetto è stato però raccolto solo marginalmente da Skinner e da altri comportamentisti.

Mappe cognitive – Apprendimento latente

Nei paradigmi di apprendimento illustrati sopra, il rinforzo è l'elemento fondamentale per la comparsa ed il consolidamento dei nuovi comportamenti. Secondo queste teorizzazioni, in assenza di rinforzo non si verifica alcun apprendimento; la valutazione dell'apprendimento viene fatta in base alla prestazione, o meglio ancora, l'apprendimento coincide con il comportamento. C'è da considerare che utilizzando come "soggetti" per le ricerche gli animali, è difficile strutturare un esperimento che valuti l'apprendimento indipendentemente dalla contemporanea prestazione.

Tolman (1930) riuscì proprio a dimostrare che l'apprendimento non coincide con la prestazione e che non è sempre necessario un rinforzo perché l'individuo impari. Tolman sostenne (e dimostrò) che le informazioni possono venire apprese ed utilizzate in seguito, allorché siano necessarie. Due esperimenti (tra gli altri) di Tolman e collaboratori (1930, 1948) ci possono chiarire meglio i suoi assunti teorici. In entrambi sono stati impiegati i soliti ratti nei labirinti.

Nel primo venne studiato il comportamento di tre gruppi di animali. I ratti del primo gruppo venivano posti in un labirinto, e quando arrivavano in un punto opposto all'entrata trovavano del cibo. Quelli del secondo gruppo erano messi nel labirinto e lasciati liberi di esplorarlo, senza però trovare cibo in alcun posto, cioè senza che fosse loro dato alcun rinforzo. Infine, gli animali del terzo gruppo esploravano il labirinto per alcuni giorni, senza ricevere alcun rinforzo come il secondo gruppo; dopo alcuni giorni, però, anche questi ratti venivano ricompensati quando arrivavano nel punto opposto all'ingresso del labirinto. Considerando il numero di errori (scelte di percorsi ciechi) commessi dai tre gruppi, si rilevò, come ci si aspettava, che gli animali del primo gruppo apprendevano velocemente a raggiungere il punto in cui era posto il cibo; quando però anche ai ratti del terzo gruppo venne somministrato il rinforzo, questi mostrarono delle prestazioni migliori non solo rispetto al secondo gruppo, ma perfino al primo. Questi ratti avevano bisogno di un numero inferiore di prove rispetto a quelli del primo gruppo per imparare il percorso più veloce dall'ingresso al cibo. Ciò dimostrava, secondo Tolman, che i ratti del terzo gruppo avevano comunque appreso una serie di informazioni spaziali nel periodo di tempo in cui avevano esplorato il labirinto senza ricevere alcun rinforzo, e che avevano utilizzato quello che avevano appreso quando era stato loro utile.

Nel secondo esperimento, un gruppo di ratti venne addestrato (tramite il rinforzo) a dirigersi in un punto determinato del labirinto, indipendentemente dal lato dal quale venivano fatti entrare; un secondo gruppo, invece, venne addestrato a girare sempre a destra, anche in questo caso indipendentemente dal lato di ingresso, per trovare il cibo. Tutti gli animali del primo gruppo impararono rapidamente a raggiungere il punto in cui era collocato il cibo; tra quelli del secondo gruppo, invece, alcuni ratti impararono solo dopo molte ripetizioni la risposta che veniva rinforzata (la svolta a destra), mentre altri non riuscirono ad apprenderla mai. Secondo Tolman questo dimostrava che gli animali non solo avevano immagazzinato informazioni sulle relazioni spaziali all'interno del labirinto, ma che l'apprendimento di una posizione all'interno delle mappe spaziali che si erano formati era più facile e più veloce rispetto all'apprendimento di una risposta. Se cerchiamo un parallelo con le nostre esperienze, pensiamo a quante volte ci è capitato di non ricordare (o addirittura di non sapere) il percorso esatto o più breve per raggiungere un determinato luogo ma di conoscere la sua posizione rispetto alla nostra collocazione e di essere riusciti a recarci esattamente dove avevamo intenzione di andare.

Sulla base anche dei risultati di altri esperimenti, Tolman (1961) elaborò una teoria secondo la quale l'individuo apprende per "segni", cioè utilizza e segue dei segni che lo portano ad una meta, impara ad orientarsi, apprende una *mappa;* queste mappe sono utilizzate anche per apprendimenti non spaziali ma comportamentali. L'individuo si forma delle *mappe cognitivi* con percorsi cognitivi e comportamentali che gli consentono di raggiungere lo scopo. Gli apprendimenti, la formazione di tali mappe, possono non essere immediatamente dimostrati dalla prestazione, così come non necessitano di alcun rinforzo. L'individuo, dunque, organizza le informazioni in mappe cognitive ed il comportamento non è guidato solo dal rinforzo ma anche dalle "aspettative", vere e proprie ipotesi che il soggetto fa riguardo all'ambiente esterno ed al comportamento più idoneo per la soluzione dei problemi.

Apprendimento vicariante

Come abbiamo detto nell'introduzione, le diverse teorie non sono necessariamente in contrapposizione ma, al contrario, possono essere considerate come teorie che si rivolgono a differenti modi di apprendere. Quelle fin qui esaminate, lungi dall'essere contrapposte, affrontano aspetti differenti (se non modalità differenti) dell'apprendimento. Tutte presuppongono comunque che l'individuo che apprende sperimenti la situazione di modificazione del comportamento, o quanto meno di acquisizione delle informazioni. Queste tuttavia non sono le situazioni più comuni nelle quali si verifica l'apprendimento nell'uomo. In tal caso, infatti, non sono solo i comportamenti ad essere appresi, ma anche concetti, idee, informazioni enciclopediche, e l'esperienza diretta non è certo il modo più diffuso dell'apprendere umano. L'uomo, ed il bambino in primo luogo, apprende anche osservando gli altri (cfr. Cap. 1).

Bandura ha condotto molte ricerche e scritto numerosi lavori (1962; 1965a; 1965b) in cui ha messo in evidenza l'importanza che l'osservazione ha nell'apprendimento. È innegabile che i bambini sono in grado di presentare dei comportamenti che hanno osservato in precedenza, senza averli mai prima "provati". L'individuo quindi osserva un comportamento, una risposta e successivamente, quando la situazione è adatta, la ripropone, ad imitazione di quanto osservato. Si attua un paradigma di apprendimento che va sotto il nome di "apprendimento vicariante". Non tutti i comportamenti osservati, tuttavia, vengono imitati; anzi, alcuni sono decisamente evitati. Sulla base delle sue ricerche Bandura ha evidenziato quali sono le caratteristiche del "modello" e della risposta che influenzano l'apprendimento e l'imitazione del comportamento tramite l'osservazione: più il modello è simile (per età, sesso ecc.) al soggetto che osserva, maggiore è l'apprendimento del suo comportamento; inoltre questo è maggiore se lo *status* del modello è visto come elevato: si pensi ad esempio all'influenza che hanno i comportamenti dei personaggi dello spettacolo o degli sport più popolari. Al contrario, la probabilità che si verifichi l'apprendimento diminuisce con l'aumentare della complessità delle abilità richieste dal comportamento da imitare, con la distanza tra il modello ed il soggetto, con la posizione "inferiore" del modello. Anche il rinforzo ottenuto dal modello gioca un ruolo importante: il comportamento per il quale il modello viene premiato sarà imitato con maggiore probabilità di un comportamento che è stato ignorato o punito. Bandura ha inoltre dimostrato che l'apprendimento si realizza indipendentemente dalla sua imitazione: così un soggetto esposto all'osservazione di un comportamento violento per il quale il modello è stato punito, non lo imita. Quando però gli viene chiesto dall'esaminatore di riprodurlo, e quindi è "autorizzato" ad attuarlo, mostra chiaramente di saperlo riprodurre, quindi di averlo appreso. Possiamo considerare questa proprietà equivalente all'apprendimento latente messo in luce da Tolman.

Tuttavia, i meccanismi che determinano questo apprendimento basato sulla osservazione non sono stati sufficientemente chiariti. Un primo meccanismo ipotizzato è di tipo associativo: le sequenze di stimoli vengono associate a sequenze di tipo sensorio, quali le immagini. Quando poi se ne determina la necessità, la rievocazione della esperienza sensoriale determina l'imitazione del comportamento osservato. Il secondo meccanismo ipotizzato si basa sulla verbalizzazione del comportamento osservato: l'osservatore descrive a se stesso il comportamento del modello mentre si sta attuando, determinandone l'apprendimento. La successiva rievocazione della descrizione verbale consente al soggetto di riprodurre quello che ha osservato, imitandolo. A sostegno di questa ipotesi Bandura (1965b) riporta i risultati di un esperimento nel quale un gruppo di soggetti doveva contare velocemente mentre osservava un comportamento; rispetto ai soggetti che si limitavano ad osservare o a quelli che avevano il compito di verbalizzare ciò che osservavano, i soggetti che avevano svolto il compito interferente mostrarono più difficoltà ad apprendere e ad imitare il comportamento osservato.

Come si può dedurre da quanto abbiamo fin qui detto, le teorie sull'apprendimento che hanno un substrato comune nei costrutti teorici del comportamentismo utilizzano o fanno riferimento allo stimolo interno o esterno come innesco dell'apprendimento, alla associazione tra stimoli o tra stimolo e risposta, o ancora tra risposta e rinforzo, seppure ponendo una diversa enfasi su queste componenti del processo di apprendimento. Inoltre, caratteristica comune è la centralità dell'esperienza, diretta o mediata dall'osservazione, della risposta comportamentale da apprendere, nonché del rinforzo (esterno o interno). I più recenti sviluppi del comportamentismo, ad esempio, per integrare e spiegare situazioni difficilmente inquadrabili nel paradigma S-R, teorizzano la possibilità che l'individuo attui, oltre che comportamenti "overt" (cioè manifesti), comportamenti "covert" (cioè svolti mentalmente dal soggetto) che consentono di mettere in atto comportamenti non appresi o esperiti in precedenza volti alla soluzione di problemi nuovi.

Apprendimento come *insight*

La soluzione improvvisa di un problema, il comportamento innovativo che si manifesta, per alcuni psicologi è basata sull'intuizione, ovvero sull'*insight*. Il concetto di *insight* è stato introdotto in psicologia dalla Gestalt, corrente teorica nata in Germania che ha come oggetto principale di studio la percezione ed i suoi processi. Con il termine *insight* viene indicato il processo che improvvisamente porta alla soluzione di un problema o alla comparsa di un comportamento innovativo. Secondo la Gestalt, l'*insight* è dovuto ad una "ristrutturazione del campo percettivo" (Kohler I, 1963). Cerchiamo di chiarire cosa si intende per "ristrutturazione del campo percettivo" con un esempio. A chiunque di noi è accaduto di dover piantare un chiodo nel muro, e di non aver sottomano il martello; cercandolo, ci capitano sottomano le tenaglie, ma noi le accantoniamo perché ci serve il martello: il chiodo deve entrare nel muro, non esserne estratto! Ma il martello non si trova. Stiamo per rinunciare, poi guardiamo le tenaglie, le afferriamo, le usiamo per battere e piantiamo il chiodo. Cosa è avvenuto? All'inizio, quando ci sono capitate sottomano le tenaglie, abbiamo percepito (e considerato) le loro proprietà più comunemente sfruttate: un sistema di leve, con il fulcro spostato in avanti per aver maggior forza nella presa e nell'estrazione. Poi, improvvisamente, queste "qualità" sono passate in secondo piano e abbiamo percepito altre caratteristiche dell'oggetto: pesantezza, durezza, una superficie sufficientemente larga per "centrare" la testa del chiodo. Abbiamo effettuato una "ristrutturazione del campo percettivo". Le tenaglie hanno sempre tutte le caratteristiche elencate, ma solitamente noi ne percepiamo alcune a scapito di altre: quando è necessario, le caratteristiche trascurate fino ad ora vengono in primo piano. Questo processo è istantaneo ed improvviso. Non è basato, secondo Koffka (1935), su un'esperienza simile già effettuata o osservata. Tuttavia, non è certo possibile (neanche per i gestaltisti) ignorare il ruolo della memoria nell'apprendimento: nell'esaminare le caratteristiche dell'apprendimento per intuizione (Hilgard ER, Bower GH, 1970), viene così sottolineato non solo che è più frequente arrivare all'intuizione per un individuo intelligente rispetto ad uno meno sviluppato cognitivamente, ma anche che un soggetto "esperto" ha più possibilità di apprendere per intuizione rispetto ad uno inesperto. L'essere esperti, cioè l'aver avuto esperienza, l'aver conosciuto precedentemente gli elementi del campo percettivo, ci permette di cogliere, al momento opportuno, gli elementi che ci consentono di risolvere il problema. E quindi anche l'intuizione si basa, in una certa misura, sull'esperienza pregressa. Un'altra caratteristica necessaria perché si verifichi l'*insight* è la percettibilità degli elementi che consentono la soluzione. Gli esperimenti dei gestaltisti condotti sulle scimmie antropomorfe sono estremamente noti: la scimmia che deve prendere la banana posta al di fuori della gabbia, dove non può arrivare nonostante allunghi le braccia o le gambe il più possibile, dopo aver giocato con un bastone, all'improvviso guarda il bastone, guarda le banana, poi allunga il bastone fuori dalla gabbia e se ne serve per tirare a sé i frutti: la scimmia ha trovato la soluzione per *insight*. Però il bastone deve essere presente e percepito dall'animale, il quale deve avere (o farsi) un'esperienza di quelle che sono le caratteristiche del bastone ed avere l'intelligenza sufficiente per cogliere la soluzione.

L'*insight* come paradigma di apprendimento non esaurisce la teorizzazione gestaltista dell'apprendimento. Come abbiamo detto, questa corrente della psicologia si è occupata prevalentemente dei problemi relativi ai processi percettivi; le leggi elaborate nello studio della percezione (ad esempio quello della "buona forma", per cui si tende a percepire una forma come simmetrica e semplice; quella della "chiusura", secondo cui una forma chiusa è più stabile e si ricorda meglio di una aperta; quella della "continuazione", intendendo che una configurazione è percepita come se continuasse uguale a se stessa (– una retta continua in modo retto) vengono applicate ad processo di apprendimento. In definitiva, comunque, alcune leggi della percezione individuate dalla Gestalt sono state modificate nella loro applicazione ai problemi dell'apprendimento, e tali modifiche le rendono in realtà compatibili con quelle del comportamentismo.

La teoria cognitivista

Abbiamo già osservato che l'apprendimento umano non è restringibile alla sperimentazione diretta di comportamenti. Neanche i paradigmi dell'apprendimento per osservazione o dell'intuizione sono esaustivi della complessa attività di apprendimento dell'essere umano. Infatti l'uomo apprende concetti e relazioni tra pensieri astratti e può assumere un ruolo attivo nell'apprendimento, sia decidendo e discriminando ciò che vuole o deve apprendere tra una serie di informazioni, sia decidendo come imparare. Il cognitivismo, corrente teorica che inizia a strutturarsi dopo la Seconda Guerra Mondiale, studiando i processi mentali che si verificano nelle attività cognitive, pone l'elaborazione e la trasformazione delle informazioni alla base dei processi di apprendimento, come pure a quelli di memoria o di percezione. L'apprendimento è considerato un processo attivo (volontario o involontario) nel corso del quale attraverso "tappe" successive gli stimoli, cioè le informazioni, vengono elaborati, trasformati ed integrati. Integrare tra loro le informazioni in unità congruenti consente da un lato di non essere costretti a ricordare un'infinità di informazioni sparse, e dall'altra di mantenere il ricordo per un tempo indefinito. Inoltre, le informazioni possedute dal soggetto possono venire utilizzate per effettuare delle inferenze e accedere ad informazioni che non sono fornite in modo diretto dalla fonte. Rumelhart (1980) ha introdotto la "teoria degli schemi". Questi sono delle "strutture astratte di conoscenza" nelle quali le nostre informazioni sono organizzate e messe in relazione tra loro; gli schemi si formano attraverso un processo che astrae delle caratteristiche comuni a diverse esperienze e/o informazioni. Già Piaget (1968) aveva posto gli schemi al centro dell'attività di sviluppo dell'intelligenza e delle attività cognitive del bambino: gli schemi teorizzati dal cognitivismo sembrano avere compiti più complessi. È grazie agli schemi che noi comprendiamo le informazioni in arrivo, attivando quelli adatti ad interpretarle, e le apprendiamo integrando le nuove informazioni negli schemi disponibili, o addirittura creandone di nuovi. Nella comprensione e apprendimento delle informazioni, dunque, gli stessi schemi hanno funzioni differenti. Prima di tutto, l'informazione in arrivo viene inserita nello schema appropriato, cioè in un sistema astratto che ci consente di interpretarle e di inserirle in un sistema coerente di conoscenze. Questo ci permette di distinguere le componenti importanti, fondanti, dell'informazione in arrivo dalle parti di ridondanza o marginali; inserendo l'informazione in uno schema di conoscenze è possibile inoltre cogliere, inferire e fare riferimento a quelle informazioni che già possediamo e che sono necessarie per una corretta comprensione, ma che non sono fornite dalla fonte perché sottintese o omesse. Infine, integrare l'informazione in entrata in uno schema facilita l'attività di rievocazione allorché vogliamo recuperarla. Una nuova conoscenza che si inserisce in uno schema costituisce un apprendimento che ha come conseguenza la modifica dello schema stesso. Secondo Rumelhart e Norman (1981) lo schema si può modificare in tre modi, che corrispondono a tre differenti modalità di apprendimento. La forma più semplice è un aumento delle conoscenze dell'individuo: le nuove informazioni vengono integrate negli schemi preesistenti, ampliandoli, o si formano nuovi schemi per ordinare ed integrare una serie di informazioni. Se invece le nuove informazioni riguardano un concetto già noto ma sono tali da modificarlo e modificare le relazioni esistenti tra le diverse conoscenze, tra le nozioni già presenti nello schema, questo viene ristrutturato: la modifica riguarda la struttura dei legami associativi, ed è necessaria per consentire la coesistenza e l'integrazione delle nuove e delle vecchie informazioni. Quando invece le nuove informazioni non richiedono una vera e propria ristrutturazione, perché ad esempio si inseriscono in schemi conoscitivi formatisi da poco tempo e quindi più flessibili, è possibile operare un adattamento parziale delle relazioni tra le informazioni già esistenti. Gli autori parlano in questo caso di "sintonizzazione" cioè di un riadattamento dei legami strutturali che si andavano stabilendo. Il flusso di informazioni e l'acquisizione di nuove informazioni, specie nel caso di apprendimenti complessi, può richiedere modificazioni che rispecchiano tutte e tre le modalità di apprendimento in tempi successivi, determinando l'aumento, la ristrutturazione e l'adattamento delle conoscenze.

In conclusione, le teorie elaborate in ambito psicologico per spiegare ed esaminare il processo di apprendimento sono state varie. Come si è visto, non si tratta di teorie o di ipotesi in contrasto l'una con l'altra, o l'una escludente l'altra. Che sia

Capitolo 4
Apprendimento e sviluppo

Laura Mandolesi • Dina Di Giacomo

L'assunto che l'ontogenesi sia la ricapitolazione della filogenesi vale anche per l'apprendimento?

Per rispondere a questa domanda dobbiamo in primo luogo analizzare lo sviluppo filogenetico di questo processo.

La filogenesi dell'apprendimento

Tutti gli esseri viventi apprendono, compresi gli animali invertebrati. La capacità di apprendimento è quindi universale, in quanto, come è stato più volte sottolineato, questo processo serve per adattarsi all'ambiente ed è evidente che tutti gli esseri viventi si adattano. Ciò che invece è *specie-specifico* e subisce lo sviluppo filogenetico è quella caratteristica che potremmo definire la "polivalenza di apprendimento". Con questa accezione intendiamo la capacità dell'organismo di apprendere non in modo rigido, utilizzando cioè sempre la stessa forma di apprendimento per conoscere l'ambiente, ma l'abilità di mettere in atto diverse forme e strategie di acquisizione. Tale astuzia aumenta nel corso della filogenesi. È, infatti, minima nell'invertebrato e massima nell'uomo. L'invertebrato, essendo capace solo delle forme più semplici di apprendimento, ha inevitabilmente una limitata conoscenza dell'ambiente. L'uomo, invece, non solo è capace di più forme di apprendimento, ma riesce anche a combinarle, sviluppando sempre nuove strategie che gli consentono di acquisire più informazioni contemporaneamente. Questo non vuol dire che la specie umana sia quella maggiormente adattata, poiché una maggiore polivalenza non è sinonimo di sopravvivenza, quanto di conoscenza.

Analizziamo ora la comparsa di specifici apprendimenti nei vari gradini della scala filogenetica (Fig. 4.1).

Come si può osservare dalla Figura 4.1, la prima forma di apprendimento che compare è quella implicita *non-associativa*. In questo tipo di apprendimento si verifica una modificazione comportamentale in seguito ad una stimolazione ripetuta di un singolo stimolo o di più stimoli diversi tra cui però non intercorre alcun legame spaziale e/o temporale.

L'apprendimento implicito comprende però anche forme più complesse o *asso-*

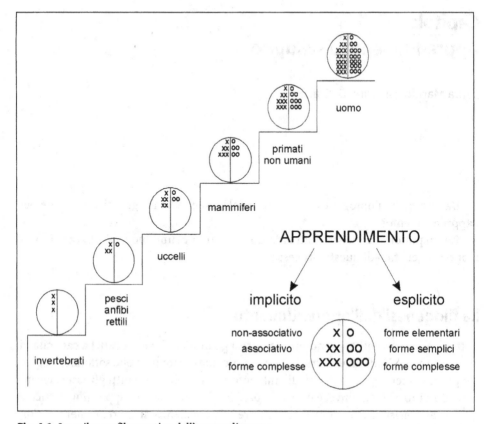

Fig. 4.1. Lo sviluppo filogenetico dell'apprendimento

ciative, in cui la modificazione del comportamento dipende da un'associazione di eventi. Anche questo tipo di apprendimento è presente negli invertebrati ma si manifesta in forme molto elementari.

Forme di apprendimento esplicito non sono al momento state riscontrate negli invertebrati. Sembra invece che comincino a comparire nei pesci, negli anfibi e nei rettili. Negli uccelli e nei mammiferi inferiori si manifestano con un livello medio di complessità, fino a raggiungere un alto grado nei primati non umani e quindi il livello massimo nell'uomo.

Lo sviluppo filogenetico dell'apprendimento è ovviamente correlato allo sviluppo del sistema nervoso, e non a caso raggiunge la massima maturazione nell'organismo dotato di maggiore estensione neocorticale. Se lo volessimo rappresentare graficamente, otterremmo una curva con andamento crescente e sovrapponibile a quella dello sviluppo filogenetico del sistema nervoso centrale (Fig. 4.2). Ciò che si sviluppa, ricordiamolo, non è l'apprendimento in quanto processo cognitivo, il quale è comune a tutti gli esseri viventi, ma la capacità di apprendere in modi sempre più complessi e sofisticati.

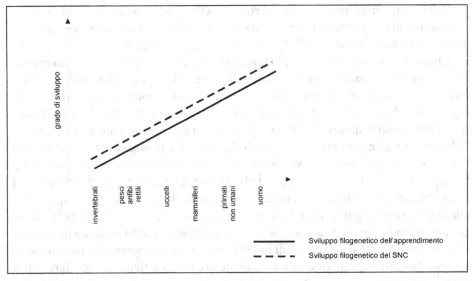

Fig. 4.2. Correlazione tra lo sviluppo filogenetico dell'apprendimento e lo sviluppo filogenetico del sistema nervoso centrale (SNC)

L'ontogenesi dell'apprendimento

Quali sono le prime forme di apprendimento che compaiono nell'uomo?

Anche per quanto riguarda lo sviluppo ontogenetico, gli apprendimenti impliciti non-associativi sono i primi a manifestarsi. Una branca della psicologia, nota come *psicologia fetale*, sta dimostrando che apprendimenti semplici non-associativi compaiono già durante le ultime fasi della vita uterina (Canestrari R, 1988). Come accennato anche nell'Introduzione, intorno al 6° mese è stata riscontrata, da parte del feto, una risposta motoria con un aumento dell'attività cardiaca in seguito a stimolazioni acustiche, la cui somministrazione continua comporta l'estinzione della risposta. L'apprendimento implicito associativo, invece, si manifesterebbe nelle prime fasi di vita, in cui continuano ad essere sempre osservabili i fenomeni più semplici di apprendimento. Il famoso psicologo comportamentista Skinner, su tale osservazione fondò negli anni '50 una vera e propria teoria evolutiva. Secondo l'autore, alla base delle acquisizioni ci sono fenomeni di condizionamento, ed il rinforzo ne è la prova (cfr. Cap. 3). La ricompensa o la punizione dei genitori indirizzano il comportamento dell'infante o verso l'apprendimento o verso l'abbandono di particolari comportamenti (Skinner BF, 1957).

Studiare l'apprendimento nel bambino di pochi mesi o di poche settimane, cumunque, risulta oggettivamente difficoltoso dalla... scarsa "collaborazione" del soggetto! Tecniche sempre più raffinate dal punto di vista metodologico e l'individuazione di risposte comportamentali adeguate hanno tuttavia consentito di acquisire nuove conoscenze sull'apprendimento nei lattanti.

Nella prima metà degli anni '80, si riteneva che il bambino iniziasse ad avere ricordi durevoli e capacità di discriminare gli stimoli intorno agli otto mesi, quando inizia la ben nota reazione della "paura dell'estraneo": il bambino piange quando un estraneo lo prende in braccio e la madre si allontana; questo comportamento veniva attribuito all'acquisizione da parte del lattante della capacità di ricordare e di discriminare il volto della madre rispetto a quello di uno sconosciuto (Kagan J, 1984). Fagan (1984) ha però mostrato che i lattanti tra i tre ed i sei mesi discriminano le facce e riconoscono la madre; ancora più precoce è la discriminazione uditiva: neonati di appena due giorni sono in grado di discriminare la lingua madre da un'altra lingua: Moon e collaboratori (Moon C e coll.,1993) hanno utilizzato nel loro studio la frequenza con la quale il neonato succhia il proprio ciuccio. Facendo ascoltare ad alcuni neonati di pochi giorni le registrazioni di una donna che parlava inglese e di una che parlava spagnolo, i bambini succhiavano per continuare a sentire la donna che parlava nella loro lingua materna. Che cosa dimostra questo esperimento? Prima di tutto che il neonato è in grado di manifestare forme di apprendimento implicito di tipo associativo, in quanto riesce ad associare la sua attività di succhiare con il proseguimento del suono: è dunque già in grado di mostrare una risposta di tipo operante, anche se non è stato indagato se sia in grado di memorizzare questa associazione. In secondo luogo, i risultati di Moon e collaboratori sembrano dimostrare che il neonato riconosca il suono della lingua cui è stato "esposto" nel periodo prenatale, validando in un certo senso le osservazioni della psicologia fetale. D'altra parte, che l'attività di apprendimento inizi precocemente è certamente un correlato necessario allo sviluppo del bambino. Rovee-Collier (1988) ha mostrato con un esperimento elegante ed "ecologico" che il bambino di due mesi è in grado di memorizzare stimoli ed apprendimenti ed inoltre di agire per una motivazione: collegando con un nastro la gamba di un lattante di due mesi a certi oggetti colorati sospesi sulla sua culla, il neonato apprendeva che scalciando gli oggetti si muovevano e che la velocità del movimento dipendeva dalla intensità dei calci. Inoltre, anche dopo alcuni giorni (fino a 15) il lattante riacquisisce questo comportamento dopo poche prove, e mostra di accorgersi se alcuni degli oggetti sospesi sono stati cambiati. Anche questo esperimento conferma l'ipotesi che il lattante è in grado di apprendimenti impliciti associativi basati sul condizionamento classico e sul condizionamento operante, oltre che, ovviamente, di apprendimenti impliciti non-associativi come l'abituazione.

Con la progressiva maturazione del sistema nervoso centrale, con la coordinazione occhio-mano, con la capacità di muoversi, anche gattonando, e con il prolungarsi dei periodi di veglia, il bambino aumenta le proprie conoscenze sul mondo che lo circonda e dimostra sempre più un'alta finalità nelle azioni. Sta forse emergendo l'apprendimento di tipo esplicito? In letteratura la questione è stata affrontata analizzando però l'ontogenesi della memoria dichiarativa-esplicita ed i risultati finora ottenuti dimostrano che manifestazioni di memoria esplicita compaiono già a sei mesi di età (Collie R, Hayne H, 1999). Nel capitolo precedente abbiamo analizzato la correlazione tra i processi di apprendimento e quelli di memoria e, come si ricorderà, un'informazione prima di esser memorizzata deve necessariamente esser stata appresa. Tale ragionamento ci induce pertanto ad ipotizzare che anche le forme di apprendimento di tipo esplicito si manifestano abbastanza precocemente nel corso dello sviluppo, probabilmente successivamente a quelle di tipo implicito, e che come quest'ultime si sviluppano in relazione ai processi di maturazione del sistema nervoso centrale e periferico.

L'approccio psicologico allo sviluppo dell'apprendimento

Lo studio psicologico dell'apprendimento nel corso dello sviluppo infantile si indirizza sempre più verso lo studio delle strategie che il bambino applica e della consapevolezza che ne ha. Nei precedenti capitoli avevamo sottolineato che sul processo di acquisizione intervengono diversi fattori, come l'ambiente che circonda l'individuo, le motivazioni, l'attenzione, la maturazione neocorticale. L'apprendimento non è quindi un processo isolato. In questa sede diviene necessario approfondire questo concetto anche da un punto di vista psicologico al fine di comprendere l'alto valore delle teorie evolutive riguardo al nostro importante fenomeno. In quest'ottica consideriamo l'apprendimento come un *processo interattivo* tra varie componenti che riguardano le caratteristiche del soggetto, le attività attraverso cui si esplica, i compiti richiesti e la natura dei materiali da apprendere. La tipologia dell'apprendimento e le modalità con le quali l'apprendimento stesso si esplica assumumono caratteristiche diverse rispetto all'età e al grado di sviluppo raggiunto al soggetto. È possibile quindi differenziare i meccanismi di apprendimento tenendo conto delle caratteristiche delle risposte del soggetto e delle sue capacità di elaborazione delle informazioni.

Come abbiamo già visto, i diversi tipi di apprendimento si possono manifestare nel corso della crescita dell'individuo in momenti diversi, ed in questa sede aggiungiamo, anche in funzione dei fattori che modulano l'apprendimento. Il progressivo sviluppo mentale del bambino, che si accompagna alla possibilità di disporre di conoscenze e di abilità cognitive sempre maggiori, è senza dubbio anche il risultato del processo di apprendimento e dello sviluppo di modalità di apprendimento via via più complesse. Prendiamo come esempio la teoria sullo sviluppo dell'intelligenza che più ha influenzato la moderna psicologia dello sviluppo, e cioè quella di Piaget. Secondo questo autore, senza dubbio uno tra i maggiori studiosi dell'età evolutiva, la maturazione dell'individuo si accompagna alla progressione delle fasi dello sviluppo intellettivo. Partendo da un periodo in cui i sensi e la motricità permettono la acquisizione delle informazioni e sono essi stessi l'oggetto dell'apprendimento, giunge al completo dispiegamento delle capacità intellettive, che ci consentono di operare secondo le regole della logica formale; per cui, se sappiamo ad esempio che A=B e che B=C, siamo in grado di sapere anche che C=A, senza bisogno di alcuna esperienza antecedente, diretta o indiretta. In questo processo le strutture intellettive, che Piaget (1968) denomina *schemi,* si modificano attraverso una continua attività di *adattamento* e di *assimilazione* per adeguarsi ai nuovi dati o elementi esperenziali e farli propri.

L'apprendimento è dunque un processo continuo nel quale i dati dell'esperienza, acquisiti per condizionamento o per prove ed errori, o per i meccanismi di assimilazione e di accomodamento, secondo la teoria piagetiana, vengono immagazzinati ed integrati per essere tarsformati poi in nuove conoscenze con un processo di *insight* o con una attività di *problem solving*.

Secondo alcuni autori le diverse modalità di apprendimento si manifestano nel corso dello sviluppo quasi in un ordine gerarchico (Gagnè RM, 1965), per cui è possibile distinguere inizialmente le forme di apprendimento implicito (il condizionamento classico e operante, ad esempio) e solo successivamente le forme di apprendimento più complesse, come potrebbe essere per l'*insight*. L'acquisizione o la formazione di nuove conoscenze con quest'ultima modalità richiede l'applicazione di strategie cognitive di cui l'individuo è consapevole. Proprio le strategie di apprendimento e di memorizzazione, la loro disponibilità per il soggetto e la loro conoscenza, costituiscono ciò che viene indicato dagli studiosi di varie discipline come "metamemoria", che dà luogo alle differenze nella facilità di apprendimento tra gli individui.

La plasticità dell'apprendimento

Fin qui sembra proprio che l'ontogenesi sia la ricapitolazione della filogenesi. Allo stesso modo dello sviluppo filogenetico, anche per lo sviluppo ontogenetico la prima forma di apprendimento osservabile è quella implicita non-associativa, a cui seguono le altre che migliorano fino a maturazione nervosa raggiunta. Con la maturazione nervosa, l'uomo è infatti in grado di affinare, come abbiamo sottolineato precedentemente, le strategie di apprendimento, ciò che potremmo definire le tecniche, i trucchi, gli *escamotage*. I processi attentivi, percettivi, sensori-motori e cognitivi modulano quest'importante meccanismo, rendendolo un processo interattivo.

Nella filogenesi, però, la curva dell'apprendimento raggiunge la sua massima ampiezza alla fine del processo evolutivo, cioè nell'uomo. È così anche per lo sviluppo ontogenetico? Il massimo grado di apprendimento è dunque riscontrabile nell'anziano? Presumibilmente no. Ad ipotizzare l'andamento della curva può aiutarci lo studio del cervello anziano.

Nell'età senile il cervello diminuisce la capacità di esser plastico. In termini più semplici, i neuroni comunicano sempre meno, nonostante siano in grado di stabilire nuovi dialoghi in ogni momento. La diminuzione di plasticità varia da individuo ad individuo in quanto è fortemente determinata dal contesto ambientale. Ancora una volta è l'ambiente a modellare i processi biologici. Numerosi sono gli studi che dimostrano che i cervelli anziani "iperstimolati" perdono la *plasticità* più lentamente (Kempermann G e coll., 1998). *Iperstimolazione* vuol dire attività cognitiva e motoria, cioè non smettere di leggere, di pensare, di muoversi. Probabilmente in queste persone la curva di apprendimento raggiungerebbe un *plateau* o, nella migliore delle ipotesi, continuerebbe il suo alto cammino.

Finora abbiamo considerato lo sviluppo ontogenetico esclusivamente da un punto di vista qualitativo. Abbiamo analizzato quali sono le prime forme di apprendimento che si manifestano e la "direzione" di questo processo. Proviamo ora ad esaminarne l'aspetto quantitativo, cioè se la quantità di informazioni acquisite cambia nel corso dello sviluppo.

Ritorniamo al nostro concetto di plasticità neuronale. Tale capacità tende a decrescere dopo una certa età o, per lo meno, a mantenersi stabile se l'ambiente in cui è inserito l'individuo è molto ricco di stimoli. Alla nascita assistiamo invece al meccanismo opposto. Appena nato, il sistema nervoso umano, come anche quello delle specie inferiori, è molto plastico e questa caratteristica permette un'intensa comunicazione neuronale. In questo e nei periodi successivi, l'essere umano è capace di apprendere una notevole quantità di informazioni e di impadronirsi di sempre nuove abilità e procedure. Un esempio comune ci può far capire cosa significhi "apprendimento quantitativo". Supponiamo di voler imparare una nuova lingua, immaginiamo che sia l'inglese. (La parola *volere* sta ad indicare la viva partecipazione anche dei processi motivazionali). Ci iscriviamo quindi ad un corso di lingua ed iniziamo a studiare. Alle lezioni partecipano però studenti di gran lunga più giovani, i quali, nonostante non facciano tutti gli esercizi, come facciamo volenterosamente noi, ottengono risultati migliori dei nostri. Il motivo di tale disparità risiede semplicemente nel fatto che il loro cervello è più plastico del nostro e questo fa sì che apprendano di più e più in fretta.

Anche le procedure e le abilità sono acquisite meglio in tenera età. Pensate ai ginnasti o ai ballerini, ma anche ai motociclisti da cross, e chiedete loro a che età hanno iniziato la loro attività sportiva.

C'è pertanto una netta differenza tra sviluppo qualitativo e quantitativo dell'apprendimento ontogenetico. Nel primo caso assistiamo ad un fenomeno che si evolve in maniera del tutto analoga a quello filogenetico. Alla nascita esibiamo le forme più semplici di apprendimento che si sviluppano in forme più complesse durante il corso della vita. Le forme più semplici sono quelle che compaiono anche negli esseri viventi elementari, mentre le forme più complesse si trovano solo negli esseri superiori. Nel secondo caso, invece, assistiamo ad un fenomeno che si evolve in maniera sovrapponibile allo sviluppo di ogni specie. Durante i primi anni di vita, il nostro cervello è molto plastico e grazie a questa capacità riesce ad acquisire infinite informazioni e a sviluppare ed affinare molteplici abilità e procedure. Tale caratteristiica quantitativa è riscontrabile in tutte le specie ed in questo caso, pertanto, lo sviluppo ontogenetico riflette l'evoluzione di ognuna di esse.

Capitolo 5
Psicobiologia dell'apprendimento

Laura Mandolesi

La psicobiologia è la disciplina che studia i correlati biologici dei fenomeni psichici e delle conseguenti manifestazioni comportamentali sottolineandone la forte interazione tra individuo e ambiente.

L'approccio psicobiologico allo studio del processo di acquisizione dell'informazione analizza principalmente:

- quali sono le strutture anatomiche che ne sono maggiormente implicate;
- quali sono le manifestazioni comportamentali che derivano da un danno in tali aree cerebrali;
- quanto potente sia l'influenza ambientale nell'acquisire e nel migliorare alcuni apprendimenti.

Lo studio psicobiologico dell'apprendimento è tutt'altro che semplice, e ciò rende difficile trattare in maniera schematica i principali "punti focali" (anatomia – comportamento – influenza ambientale). Al fine di rendere più comprensibile l'argomento, analizzeremo in primo luogo cosa si intende *oggi* con il termine "correlato biologico" (o di "struttura anatomica implicata"). Procederemo quindi ad esaminare i correlati biologici delle due principali forme di apprendimento trattate in precedenza, apprendimento esplicito ed implicito, con la relativa osservazione dei deficit comportamentali, che derivano da un particolare danneggiamento cerebrale, osservabili attraverso specifici test. Per la correlazione tra ambiente e apprendimento, invece, si rimanda il lettore al Capitolo 1.

Prima di inoltrarci nell'anatomia non dimentichiamo che i risultati ottenuti dalla psicobiologia devono molto alle scoperte scientifiche di altre discipline come, ad esempio, la psicologia cognitiva, la psicologia sperimentale, la psicologia evolutiva, la psicologia clinica e la neuropsicologia. La psicobiologia infatti, come del resto tutte le discipline scientifiche, non è una scienza autonoma in grado di progredire in solitudine: i risultati devono esser interpretati alla luce di quelli di altri settori, perché solo in questo modo si può produrre *conoscenza scientifica*.

Questa nuova visione è oggi racchiusa nelle *neuroscienze*[7], un termine che indi-

---

[7] Per meglio comprendere il significato delle neuroscienze, consiglio la lettura del libro "*Prima lezione di Neuroscienze*" di un famoso psicobiologo italiano, A. Oliverio, che attraverso un linguaggio molto semplice spiega i punti focali del nuovo sapere scientifico.

ca l'unione di più saperi scientifici con un obiettivo comune: *svelare tutti i segreti del sistema nervoso*.

La psicobiologia dell'apprendimento è, quindi, soltanto uno degli approcci esistenti allo studio di tale processo. Nel Capitolo 3 abbiamo analizzato il versante prettamente psicologico, nel prossimo capitolo evidenzieremo quello neurobiologico e dopo la lettura, ci auguriamo non noiosa, del presente volume saremo in grado di comprendere come questi, apparentemente diversi, campi di indagine si integrano e camminano paralleli.

Alla scoperta dei *correlati biologici*

Il termine moderno di *correlato biologico* è un modo, lessicalmente raffinato, per esprimere il concetto di relazione tra struttura anatomica e funzione cerebrale ed è pertanto sinonimo di "substrato biologico" o di "base anatomica".

L'idea che una particolare regione anatomica si occupi di un preciso compito non è nuova. Nel XIX secolo una branca della scienza, nota come *frenologia*, costruì una vera e propria mappa delle funzioni cerebrali superiori. Per esempio, secondo i frenologi, il sentimento dell'amore paterno e materno doveva esser localizzato nel lobo occipitale, lo stimolo della fame nasceva dal lobo temporale e così via (Spurzheim JG, 1825).

In questi ultimi anni, nonostante le credenze del XIX secolo non siano più in auge, nel panorama scientifico è riapprodata una visione, per così dire, "frenologica". La ricerca sperimentale e clinica ha infatti evidenziato che esiste un *correlato biologico* delle funzioni cerebrali superiori: esiste cioè un'area del linguaggio, un'area deputata alla programmazione delle azioni e al controllo del movimento, un'area implicata nella percezione delle sensazioni somatiche e alla rappresentazione della propria immagine corporea, un'area che media i processi mnesici, e quest'elenco potrebbe continuare. Questa visione per così dire "settorializzata" del sistema nervoso centrale si sta comunque evolvendo in una concezione che vede il nostro cervello lavorare in modo più flessibile e più ad ampio raggio. La nuova impostazione moderna ha infatti sottolineato che ogni struttura, o regione anatomica che sia, media *principalmente*, e quindi *non solamente*, una specifica funzione. Un buon esempio riguarda la suddivisione citoarchitettonica e funzionale della corteccia associativa prefrontale, principale sede della *working memory* o memoria di lavoro, spesso identificata nella memoria a breve termine. La corteccia prefrontale è suddivisa in diverse regioni, tra cui l'area dorsolaterale e quella ventrolaterale. Fino a pochissimo tempo fa si pensava che queste due aree fossero coinvolte in processi mnesici differenti: l'area dorsolaterale in quello di *working memory* spaziale, mentre l'area ventrolaterale in quello della *working memory* di tipo non spaziale (Goldman-Rakic PS, 1995). A dimostrazione del fatto che ogni area si attivi principalmente, e non solamente, durante un compito specifico, diversi studi hanno evidenziato che durante la richiesta di memorizzazione a breve termine di stimoli verbali si attiva in modo sincrono tutta la corteccia prefrontale, inclusa l'area dorsolaterale (Owen AM, 2000). Questa interpretazione è valida anche per i processi mnesici di apprendimento. Ogni forma di apprendimento, infatti, avrebbe un principale, ma non unico, substrato biologico. In realtà, se ci soffermassimo a ragionare in termini evoluzionistici, tale ipotesi si rivelerebbe molto plausibile. Nel caso dell'apprendimento, ad esempio, non avrebbe molto senso la rigida specializzazione di specifiche aree cerebrali nel coinvolgimento di particolari forme di acquisizione. Non è infatti immaginabile l'eventualità che un danno cerebrale altamente circoscritto ad aree implicate in tali processi riesca totalmente a bloccarli.

A questo punto possiamo aggiungere *qualcosa* in più alla semplice correlazione tra struttura anatomica e funzione cerebrale: il correlato biologico sta ad indicare la struttura anatomica che media *principalmente* una specifica funzione.

Svelare il concetto di correlato biologico equivale anche a chiarire cosa si intende, in questo caso, per "struttura anatomica" che, come abbiamo visto, media *principalmente* una specifica funzione. Tale puntualizzazione non è banale, in quanto non esiste una singola struttura anatomica che media principalmente una specifica funzione, ma *esistono una serie di strutture cerebrali che mediano principalmente una specifica funzione*. Queste strutture cerebrali sono tra loro in connessione anatomica formando un circuito cerebrale. In altre parole più neuroni, appartenenti a più strutture, comunicano tra loro dando vita ad una vera e propria *rete* di comunicazione.

Alla luce di tali considerazioni, possiamo affermare che il correlato biologico indica i *circuiti cerebrali* che mediano *principalmente* una specifica funzione. Nell'analisi dei correlati biologici dell'apprendimento vedremo, ad esempio, che in alcune forme di acquisizione esplicita sono principalmente chiamati in causa i circuiti ippocampali, cioè i neuroni dell'ippocampo e quelli di altre strutture che sono in connessione anatomo-funzionale con esso.

Anatomia dell'apprendimento

Nei capitoli precedenti è stato sottolineato quanto complesso ed importante sia il processo di acquisizione di un'informazione e soprattutto come tale meccanismo si esplichi in molteplici forme. Come abbiamo più volte sottolineato, il termine apprendimento è infatti molto ampio, in quanto racchiude in sé una serie di sfaccettature e di "sotto-apprendimenti". Possiamo apprendere ed esserne consapevoli, come possiamo acquisire nuove informazioni senza rendercene conto. Nel primo caso ci troviamo di fronte ad un sotto-apprendimento definito *esplicito* o *dichiarativo*, nel secondo siamo in presenza di un apprendimento *implicito* o *non dichiarativo*. A sua volta, le forme di apprendimento esplicito possono essere distinte in ciò che riguarda i fatti, gli eventi, i significati, le regole, mentre quelle relative all'apprendimento implicito in apprendimenti associativi e non associativi, e potremmo continuare a frammentare e catalogare il nostro processo.

Perché riprendere le varie forme di apprendimento in un contesto che ne analizza il substrato biologico? La risposta è molto semplice e chiara: esiste un preciso, ed aggiungiamo *principale*, correlato biologico per ogni forma di apprendimento, sia essa esplicita o implicita. Tale base anatomica, come abbiamo precedentemente sottolineato, non si identifica nell'attivazione di un'unica struttura ma comprende una serie di siti nervosi che sono in connessione anatomica e funzionale fra loro.

Anatomia dell'apprendimento esplicito

L'apprendimento esplicito richiede la partecipazione cosciente dell'individuo. Tale caratteristica ci permette di ipotizzare che le strutture cerebrali implicate in questa forma di apprendimento dovrebbero coinvolgere le aree corticali. In realtà in questa forma di apprendimento intervengono anche strutture sottocorticali.

Secondo le teorie più accreditate, infatti, l'acquisizione esplicita dell'informazione dipende dall'integrità della regione temporale mediale, delle aree diffuse della neocorteccia e di alcuni nuclei diencefalici (Moscovitch M, 1992; Squire LR, Zola-Morgan S, 1991; Eichenbaum H, Cohen NJ, 2001). Nella Figura 5.1 sono illustrate le principali strutture cerebrali coinvolte nell'apprendimento esplicito. Come si può osservare, la regione temporale mediale si trova al di sotto della superficie corticale del lobo temporale. Tra le strutture di questa regione anatomica, maggiormente coinvolte nei processi di apprendimento esplicito, ricordiamo l'ippocampo, l'amigdala, la corteccia paraippocampale ed altre strutture del sistema limbico. È interessante sottolineare che *non a caso* il sistema limbico è coinvolto nell'apprendimento dichiarativo. Come vi ricorderete, tra i fattori che influenzano l'acquisizione di un'informazione vi sono gli aspetti emotivi e motivazionali. Siamo emotivamente più predisposti ad imparare il numero di telefono di una persona per la quale nutriamo simpatia, piuttosto che quello di una persona antipatica. Le emozioni e le motivazioni hanno un preciso substrato biologico localizzato proprio nel sistema limbico, luogo in cui si verificano anche i processi di apprendimento di tipo esplicito. In realtà anche l'apprendimento di tipo implicito viene influenzato dalle strutture "più emotive". Tale correlazione anatomica tra sistema limbico e processi di apprendimento si rivela, pertanto, molto funzionale.

Le teorie che ipotizzano il coinvolgimento delle strutture temporali nelle forme di apprendimento dichiarativo hanno trovato conferma in un'infinità di studi sperimentali sia sull'animale che sull'uomo.

"...Come si può valutare negli animali, l'esistenza di una memoria dichiarativa, se a differenza degli esseri umani questi non possono dichiarare?..." (Eichenbaum H, 1992). A tale interrogativo gli psicobiologi hanno fornito una valida risposta. Attraverso la costruzione di particolari test sperimentali è stato possibile evidenziare, anche nell'animale, quali sono i circuiti cerebrali coinvolti nell'apprendimento dichiarativo, ovviamente di tipo non verbale.

Il test principe nella valutazione dell'acquisizione dichiarativa di un'informazione è "l'accoppiamento ritardato di stimoli non ricorrenti" (Mishkin M e coll., 1987).

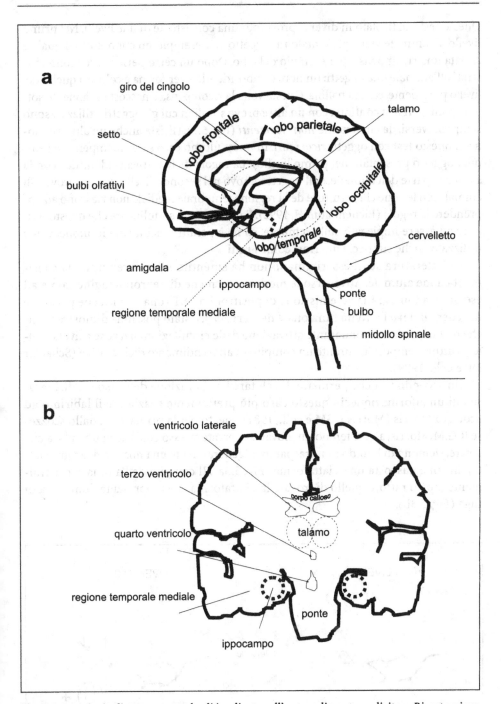

Fig. 5.1. Le principali strutture cerebrali implicate nell'apprendimento esplicito: **a** Ricostruzione di una sezione laterale di un cervello di scimmia con raffigurazione dell'ippocampo e dell'amigdala. **b** Ricostruzione di una sezione coronale che evidenzia l'ippocampo e la regione temporale mediale

Questo test è articolato in diverse prove, ognuna consistente di due livelli. Nel primo livello all'animale viene presentato un oggetto, per esempio un cubo, sotto il quale è situata una ricompensa, per esempio del cibo. Dopo un certo periodo, vengono mostrati all'animale due oggetti: un nuovo cubo, identico per forma e colore a quello del livello precedente, ed una pallina. Questa volta la ricompensa è nascosta solamente sotto la pallina. Il test continua con un altre prove simili in cui gli oggetti utilizzati sono sempre diversi, da cui il nome *non ricorrenti* (Fig. 5.2). (Esiste anche un'altra versione di questo test con oggetti *ricorrenti*. In quest'ultimo caso sarà ricompensato sempre l'oggetto presentato nel primo livello). La regola dichiarativa si identifica con la scelta, da parte dell'animale, dell'oggetto nuovo nel secondo livello di ogni prova. Gli animali con lesione alle strutture della regione temporale mediale non riescono ad apprendere la regola (Eichenbaum H, 1992). È interessante sottolineare che questo test, oltre ad essere impiegato sulle scimmie, come è peraltro facilmente intuibile, viene utilizzato anche su specie inferiori come i ratti.

La letteratura sugli esseri umani non ha smentito i dati ottenuti dalla sperimentazione animale. Attraverso le moderne tecniche di neuroimmagine, come ad esempio la tomografia ad emissione di positroni o PET (una tecnica che permette di vedere *in vivo* l'attività funzionale del cervello), è stato possibile dimostrare anche nell'uomo la preponderante attivazione delle circuitazioni nervose a livello delle strutture temporali, durante un compito di apprendimento dichiarativo (Schacter DL e coll., 1999).

Un secondo test che permette di valutare l'elaborazione degli aspetti dichiarativi di un'informazione, in questo caso più prettamente spaziale, è il labirinto ad acqua di Morris (Morris RGM e coll., 1981). Ideato per la prima volta dallo scozzese R.G.M. Morris, a quel tempo un giovane ricercatore, esso consiste in una vasca circolare, riempita di liquido non trasparente (generalmente una miscela di acqua e latte), in cui è nascosta una piattaforma (Fig. 5.3a). Il compito dell'animale, generalmente topo o ratto, è quello di trovare la piattaforma che rappresenta l'unica via di fuga (Fig. 5.3b).

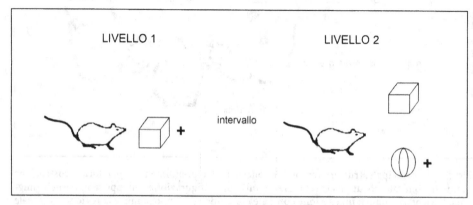

Fig. 5.2. L'accoppiamento ritardato di stimoli ricorrenti. Il segno + sta ad indicare il rinforzo

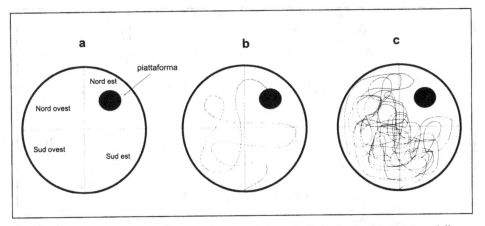

Fig. 5.3. Il labirinto ad acqua di Morris. Le linee tratteggiate indicano la virtuale divisione della vasca in quattro quadranti (nord est, nord ovest, sud est, sud ovest). Il pallino nero dentro il labirinto rappresenta la piattaforma. **a** Labirinto. **b** Esplorazione di un animale normale. **c** Esplorazione di un animale con lesione alle strutture ippocampali

Nel paradigma classico l'intero esperimento dura diversi giorni, così che l'animale possa eseguire più volte il test e consolidare l'apprendimento della localizzazione della piattaforma. Il "sapere dove" si trova la piattaforma è, infatti, un indice fedele di un avvenuto apprendimento dichiarativo spaziale.

Questo tipo di apprendimento è classicamente mediato dall'ippocampo e dalle strutture che sono con esso in connessione. Tale circuito viene generalmente riferito come *sistema ippocampale*. L'animale con lesione del sistema ippocampale, infatti, adotta una strategia di nuoto molto esplorativa, che gli permette di visitare l'intera superficie della vasca ma che non è sufficiente a condurlo verso la piattaforma (Fig. 5.3c) (Morris RGM e coll., 1982; Shenk F, Morris RGM, 1985; Neri P, 2002). Nonostante sappia *come* nuotare/esplorare (conoscenza procedurale), non è in grado di apprendere la localizzazione della piattaforma (deficit dichiarativo spaziale). Questo risultato ha contribuito a rafforzare l'ipotesi che anche sul piano anatomico esistano differenze tra l'apprendimento esplicito e quello implicito.

Un altro test comportamentale in grado di valutare l'apprendimento dichiarativo spaziale è il labirinto radiale di Olton e Samuelson (Olton DS, Samuelson RJ, 1976). Questo labirinto è composto da una piattaforma centrale dalla quale si irradiano un numero variabile, solitamente otto, di bracci alla cui estremità sono posizionati dei recipienti contenenti ognuno un pezzettino di cibo (Fig. 5.4a). L'animale, quasi sempre un roditore, prima di iniziare l'esperimento viene deprivato di cibo al fine di aumentare il livello di motivazione. Il suo compito è quello di ricordare la posizione del braccio già visitato per evitare di esplorarlo nuovamente ed inutilmente.

Esistono diverse versioni di questo test e nello studio dell'apprendimento dichiarativo si tende a somministrare la versione chiamata *place*. In questo paradigma vengono costantemente rinforzati solo quattro degli otto bracci e l'animale deve im-

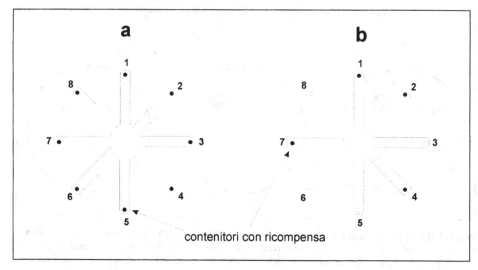

Fig. 5.4. Il labirinto radiale di Olton e Samuelson. **a** In questa figura è rappresentato il paradigma classico del test che consiste nel ricompensare tutti i bracci (i contenitori sono pieni). **b** Versione *place* del paradigma in cui solo quattro degli otto bracci sono ricompensati

parare a riconoscerli (Fig. 5.4b). Questa volta, la regola dichiarativa è rappresentata dalla conoscenza di quali sono i bracci rinforzati e l'apprendimento di tale regola si manifesta con una progressiva diminuzione delle entrate nei bracci che non sono mai ricompensati. Gli animali che presentano una lesione alle strutture ippocampali non riescono a capire quali sono i bracci con il cibo ed eseguono il test commettendo moltissimi errori (Jarrard LE e coll., 1984).

In questo contesto è comunque necessario sottolineare un altro pregio del labirinto radiale: esso è un potente strumento di indagine anche per la valutazione dei processi di memorizzazione a breve termine di tipo spaziale. La sequenza di entrate corrette che l'animale riesce ad effettuare in ogni prova è un indice della capacità dello *span*[8] spaziale. Recentemente è stato dimostrato che un alto punteggio di *span* spaziale non sempre è il risultato di un buon funzionamento delle memoria spaziale a breve termine ma in molti casi esprime un buon utilizzo delle procedure vincenti. Infatti, nel paradigma classico, in cui tutti i bracci sono ricompensati, l'effettuazione di angoli a 45°, ossia l'entrata in bracci sempre adiacenti, consente di ottenere un alto punteggio di *span* spaziale, dovuto però esclusivamente alla messa in atto della procedura meno dispendiosa e sicuramente più efficace (Mandolesi L e coll., 2001), candidando questo test anche tra gli strumenti di valutazione dell'apprendimento procedurale di tipo spaziale.

---

[8] Lo *span* è la quantità di informazioni che il magazzino mnesico riesce a trattenere e può essere *verbale* (nel caso in cui le informazioni siano parole o numeri) e *spaziale* (nel caso in cui le informazioni siano indizi spaziali).

Le evidenze sperimentali a favore del coinvolgimento della circuitazione ippocampale nell'apprendimento dichiarativo di tipo spaziale provengono anche da affascinanti studi elettrofisiologici condotti agli inizi degli anni '70, da John O'Keefe. L'illustre ricercatore insieme ai suoi collaboratori andò a registrare i neuroni ippocampali di un ratto mentre esplorava un ambiente. La registrazione fu a dir poco sorprendente. Si scoprì che ad ogni localizzazione dell'animale corrispondeva l'attivazione di un preciso neurone. Se ad esempio il ratto si trovava a sud, un neurone, nel suo ippocampo, aumentava la frequenza di scarica. Nel momento in cui l'animale si spostava a nord, il neurone che prima scaricava diveniva silente, lasciando il compito di attivazione ad un altro neurone. Queste cellule nervose furono chiamate con molta fantasia! – *place cells* (cellule di luogo) (O'Keefe J, 1979). Le *place cells* rappresentano la prova cellulare che la circuitazione ippocampale sia effettivamente il substrato biologico delle forme di apprendimento di tipo dichiarativo.

In tale contesto è stato ipotizzato che l'ippocampo gioca un ruolo di primaria importanza nell'apprendimento e nella temporanea custodia delle informazioni dichiarative. Al fine di trasformare le acquisizioni in memorie, si pensa che l'ippocampo trasferisca le informazioni acquisite alla corteccia cerebrale, dove esse rimangono a tempo indeterminato (Eichenbaum H, 2001).

Tra le aree neocorticali coinvolte nei processi di questo tipo di apprendimento, spicca il ruolo della neocorteccia parietale. Molte sono state le ricerche che hanno investigato il ruolo di tali aree corticali nella formazione di una mappa spaziale. Di Mattia e Kesner, due famosi ricercatori americani, hanno evidenziato che nel labirinto ad acqua di Morris gli animali con lesione alla corteccia parietale erano totalmente incapaci di esplorare la vasca e scoprire la localizzazione della piattaforma (Di Mattia BD, Kesner RP, 1988). Gli studi sui primati non umani hanno, coerentemente ai risultati sulle specie inferiori, dimostrato che lesioni parietali producono un drammatico disorientamento spaziale (Petrides M, Iversen SD, 1979). Simili risultati provengono anche dal versante clinico: pazienti con danneggiamenti alle aree parietali manifestano deficit nella formazione di mappe spaziali di nuovi ambienti (Berthoz A, 1997). Questi risultati dimostrano, quindi, che la corteccia parietale è implicata nell'apprendimento dichiarativo spaziale. Qualche anno fa una ricercatrice italo-francese, Martine Ammassari-Teule, avanzò l'ipotesi che il contributo della corteccia parietale all'apprendimento spaziale dipenda dall'integrità delle strutture ippocampali (Ammassari-Teule M e coll., 1998). In questo contesto è necessario ricordare che, non a caso, l'ippocampo e la corteccia parietale sono tra loro in comunicazione anatomica, ed aggiungiamo per questo, anche in comunicazione funzionale.

Anche la neocorteccia associativa prefrontale riveste un importante ruolo nell'apprendimento dichiarativo. Una vasta letteratura sull'animale e sull'uomo ha dimostrato che in presenza di una lesione prefrontale risulta difficoltoso qualsiasi tipo di apprendimento. I pazienti prefrontali dinanzi ad un nuovo compito, infatti, non riescono a mettere in atto la benché minima strategia di acquisizione. Il risultato di tale incapacità si tramuta in comportamenti perseverativi, ossia nell'ostinazione ad esibire lo stesso comportamento, che il più delle volte si rivela scorretto.

Riguardo al coinvolgimento della corteccia prefrontale nelle forme di apprendimento c'è al momento un acceso dibattito tra i membri della comunità scientifica. Secondo alcuni, la corteccia prefrontale si candiderebbe tra i correlati biologici di tale funzione, ed i comportamenti perseverativi dei soggetti con un danno in tali aree sarebbero interpretati come il risultato di un non-apprendimento. La versione antitetica non poteva che porre il problema nella maniera opposta. Per altri studiosi, infatti, un danno alle aree prefrontali provocherebbe i comportamenti perseverativi che bloccherebbero qualsiasi forma di apprendimento. Nel primo caso le perseverazioni sono il risultato di un non-apprendimento, nel secondo ne rappresentano la causa. A tutt'oggi la questione è lungi dall'esser risolta!

Le strutture sottocorticali che partecipano all'acquisizione esplicita dell'informazione si trovano a livello diencefalico. È stato dimostrato che alcuni precisi nuclei talamici a proiezione specifica[9] rivestono un ruolo essenziale nelle forme di apprendimento esplicito di tipo spaziale. Sempre attraverso il test comportamentale del Morris *water maze*, molti ricercatori tra cui il finlandese van Groen hanno evidenziato come anche gli animali con lesione a tali nuclei diencefalici presentino notevoli difficoltà nel ritrovamento della piattaforma (van Groen T e coll., 2002). Anche i corpi mammillari, altri nuclei situati nel diencefalo, rivestono un'importanza particolare in questa forma di apprendimento. Sziklas e Petrides, testando nel labirinto radiale i ratti con lesione a questi nuclei, hanno evidenziato un deficit di apprendimento dichiarativo spaziale.

In questo contesto è interessante sottolineare che anche le lesioni a precise aree del diencefalo non intaccano i processi di acquisizione implicita, dimostrando ancora una volta che i correlati biologici dell'apprendimento esplicito sono differenti da quelli dell'apprendimento implicito.

Anatomia dell'apprendimento implicito

L'apprendimento implicito, a differenza di quello esplicito, non necessita della consapevolezza del compito. Esistono infatti situazioni in cui si apprende senza rendersene conto. È, per esempio, il caso delle abilità motorie e delle procedure. Possiamo quindi ipotizzare una base anatomica completamente sottocorticale? In realtà, anche in questo caso[10], nonostante ci sia una preponderante attivazione di precise strutture sottocorticali, assistiamo anche all'attivazione di alcune aree corticali.

---

[9] Il talamo è composto da una serie di nuclei. Alcuni proiettano ad aree corticali specifiche (da cui l'etichettatura *a proiezione specifica*), altri invece inviano le informazioni diffusamente alla corteccia cerebrale (*nuclei a proiezione diffusa*).

[10] Nel paragrafo precedente avevamo posto la questione all'inverso: se l'apprendimento dichiarativo implica un'acquisizione consapevole del compito, dovrebbe trovare un substrato biologico a livello corticale. Avevamo visto che questa forma di apprendimento è mediata anche da strutture sottocorticali.

Le principali strutture sottocorticali che entrano in gioco durante l'acquisizione implicita di un compito sono il cervelletto e il nucleo striato (Petrosini L e coll., 1996; Molinari M e coll., 1997; Leggio M e coll., 1999; Doyon J e coll., 1997; Ragozzino M e coll., 2002). Queste strutture, coerentemente a quanto esposto in precedenza, non si attivano in maniera isolata, ma all'interno di un circuito neurale che comprende altre strutture che sono con esse in connessione (Fig. 5.5).

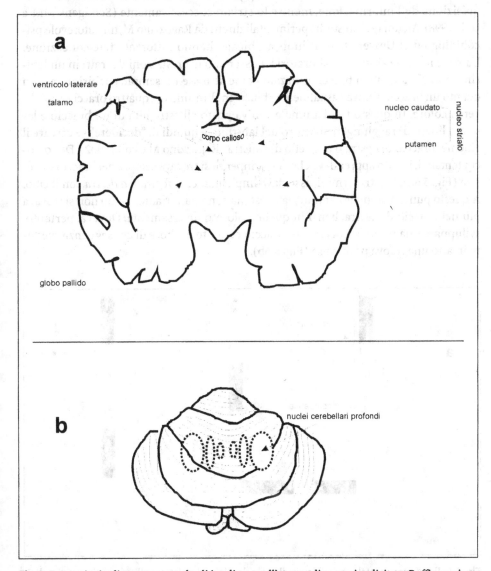

Fig. 5.5. Le principali strutture cerebrali implicate nell'apprendimento implicito. **a** Raffigurazione di una sezione coronale dell'encefalo che evidenzia la localizzazione del nucleo striato (formato dal nucleo caudato e dal putamen) **b** Raffigurazione di una visione dorsale del cervelletto e dei nuclei cerebellari profondi

In questi ultimi anni, nel panorama scientifico, è aperto un ampio dibattito sul particolare ruolo che il nucleo striato e il cervelletto rivestono nell'apprendimento implicito. Ormai nessuno mette in discussione che entrambe queste strutture medino tale forma di apprendimento, ma resta da chiarire *in quale momento* della fase di acquisizione entrino in gioco.

L'ipotesi che discuteremo è quella che sembra essere la più plausibile. È stato postulato che il cervelletto si attiverebbe maggiormente durante la fase iniziale dell'acquisizione dell'informazione, mentre lo striato successivamente (Schugens MM e coll., 1998). Alcuni recenti studi sperimentali diretti da Ragozzino M, un autorevole psicobiologo dell'Università di Illinois a Chicago hanno rafforzato tale concezione. L'autore insieme ai suoi collaboratori ha osservato le prestazioni dei ratti in un labirinto radiale a quattro bracci utilizzato come se fosse un semplice labirinto a T, in quanto un braccio veniva casualmente chiuso. Inoltre, uno dei quattro bracci era di diverso colore. In questo test l'animale veniva posto all'estremità di un braccio e lasciato libero di raggiungere il centro del labirinto e quindi di "decidere" se cercare il cibo nel braccio di destra o in quello di sinistra (Ragozzino M e coll., 2002). Dopo pochi tentativi, il ratto apprendeva che la ricompensa si trovava sempre nel braccio di destra (Fig. 5.6a). In altri termini, associava implicitamente il *girare a destra* con il cibo. A questo punto, l'animale continuava il test ma con una variante: il cibo non si trovava più nel braccio di destra, bensì in quello colorato diversamente. Doveva, pertanto, sviluppare una nuova associazione, braccio colorato e cibo, e di conseguenza mettere in atto una nuova procedura (Fig. 5.6b).

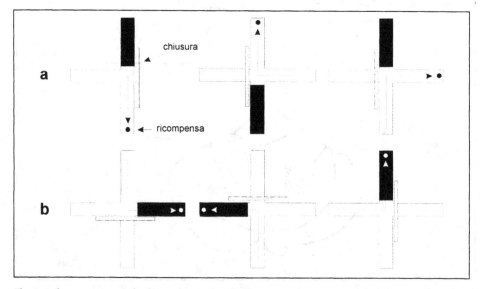

Fig. 5.6. Il test sperimentale che evidenzia il ruolo del circuito striatale nell'apprendimento implicito. **a** Nella prima fase del test l'animale impara a girare a destra. **b** Nella seconda fase, l'animale deve cambiare l'associazione perché la ricompensa si trova nel braccio di diverso colore. L'animale con lesione al circuito striatale non riesce a cambiare il comportamento precedentemente acquisito

In relazione a quanto detto, questo tipo di apprendimento dovrebbe esser mediato dal cervelletto e dallo striato, in quanto strutture coinvolte nell'acquisizione implicita. Tuttavia, Ragozzino e collaboratori confrontarono le prestazioni di ratti normali soltanto con quelle di ratti con lesione al nucleo striato. Al fine di capire in quale momento specifico entri maggiormente in gioco la circuitazione striatale, gli autori lesionarono un gruppo di animali prima del test e un altro gruppo prima di sottoporli alla seconda condizione sperimentale (la ricompensa situata nel braccio colorato).

Le prestazioni comportamentali dei ratti lesionati prima di essere sottoposti all'esperimento hanno confermato l'ipotesi secondo la quale lo striato non entrerebbe in gioco durante la primissima fase dell'apprendimento: questo gruppo di animali, infatti, apprendeva abbastanza velocemente ad entrare nel braccio di destra ed otteneva simili risultati anche nella seconda condizione sperimentale, indicando quindi che è possibile apprendere un compito associativo anche senza il nucleo striato (ricordiamoci che gli animali avevano le strutture cerebellari intatte!). Invece, gli animali che venivano lesionati dopo il primo apprendimento associativo (girare a destra = mangiare), trovavano nella seconda condizione (girare nel braccio di colore diverso = mangiare) molte difficoltà in quanto non riuscivano, se non dopo moltissime prove, a cambiare la strategia di ricerca precedentemente acquisita, perseverando in tale comportamento. Tale risultato è stato interpretato dagli autori come una mancanza di "flessibilità comportamentale". In altri termini, la lesione impediva agli animali lesionati prima della seconda condizione di cambiare l'associazione (Ragozzino M e coll., 2002).

Questo dato è una delle tante dimostrazioni a favore dell'ipotesi per cui il nucleo striato non entrerebbe principalmente in gioco nell'acquisizione di una procedura, mentre sarebbe invece chiamato in causa per mettere in atto, a seconda della situazione, le strategie comportamentali acquisite in precedenza. Tale interpretazione è anche plausibile in relazione alle connessioni anatomo-funzionali dello striato con le altre aree del cervello e alla funzione che questo nucleo svolge all'interno del sistema motorio. Lo striato ha, infatti, estese connessioni con le aree neocorticali motorie di ordine superiore, cioè con le aree che "pensano" il movimento, o meglio che pianificano un'azione. Queste connessioni anatomiche si rivelerebbero pertanto molto funzionali in quanto conferirebbero allo striato un ruolo altamente cognitivo di *pianificazione procedurale*. Proviamo a spiegare questo concetto con un esempio concreto.

Supponiamo di giocare con un videogioco in cui la regola vincente è quella di sparare agli alieni con il tasto destro del joystick. Dopo aver totalizzato un certo punteggio, sullo schermo del computer appare una scritta che ci avvisa di sparare con il tasto sinistro. Dobbiamo, pertanto, cambiare in fretta la nostra procedura se non vogliamo che la partita finisca. Cosa succede all'interno del nostro sistema nervoso centrale, dopo la comprensione di tale messaggio? Le aree neocorticali motorie di ordine superiore, dopo aver pianificato l'azione da svolgersi, inviano questa informazione allo striato, depolarizzandone i neuroni. Questi ultimi possono, o meno, contribuire a realizzare l'azione pianificata (il cambio di procedura). Nel primo caso attiveranno una via che attraverso il talamo giunge alle aree corticali motorie, le quali spediranno il comando ai centri inferiori (via cortico-spinale, ad esempio), mentre nel secondo caso inibiranno l'entrata in gioco del talamo, per cui alle cortecce motorie non giungerà l'informazione "via libera" e noi, anziché velocizzarci a sparare con il tasto sinistro, continueremo (persevereremo) a premere il tasto destro.

Il circuito cortico-striato-talamo-corticale avrebbe, pertanto, un'importante funzione nell'apprendimento implicito in quanto renderebbe possibile la messa in atto di procedure motorie consone alla situazione.

A questo punto dovrebbe risultare più comprensibile il compito del cervelletto nell'apprendimento implicito.

Rimanendo sempre nel panorama animale, diversi studi sperimentali hanno dimostrato che le circuitazioni cerebellari giocano un importante ruolo nella fase di acquisizione delle procedure spaziali (Petrosini L e coll., 1998; Leggio MG e coll., 1999). Laura Petrosini, Marco Molinari e Maria G. Leggio, si candidano tra gli esponenti di rilievo di questa ipotesi, avendo ampiamente contribuito a chiarire il ruolo delle circuitazioni cerebellari nelle funzioni mnesiche. Gli autori, insieme ai loro collaboratori[11], per studiare le abilità spaziali di ratti con lesione cerebellare, si sono principalmente serviti del labirinto ad acqua di Morris, che come vi ricorderete è un potente strumento per valutare anche l'apprendimento di tipo dichiarativo. Nei loro esperimenti, i ricercatori hanno evidenziato il caratteristico nuoto periferico dell'animale con lesione alle strutture cerebellari (Fig. 5.7).

Tale comportamento dimostra l'incapacità da parte dell'animale lesionato di sviluppare una strategia di ricerca che gli consenta di arrivare alla piattaforma. Ricordiamoci che l'animale con lesione alla formazione ippocampale era in grado di esplorare (conoscenza procedurale), ma non sapeva *dove* si trovasse la piattaforma (cfr. Fig. 5.3).

Questo risultato ovviamente dimostra che il cervelletto interviene nell'apprendimento implicito di procedure spaziali, ma non evidenzia in quale fase entra in azione. Per questo motivo i ricercatori hanno lesionato gli animali dopo l'avvenuta acquisizione della procedura e valutato successivamente il loro comportamento in acqua. L'introduzione di questo gruppo di animali soprannominato *retention* è stata la dimostrazione empirica che il cervelletto interviene nella fase di acquisizione della procedura spaziale. Gli animali che avevano acquisito le procedure, prima della le-

---

[11] Essendo parte integrante del gruppo di ricerca coordinato da Laura Petrosini, non posso fare a meno di elencare in questo contesto i nomi dei ricercatori che hanno hanno contribuito alla realizzazione dei molteplici risultati comportamentali. Per ordine di anzianità, in quanto l'affetto è per tutti uguale: Liliana Grammaldo, Alessandro Graziano, Paola Neri, Maria Teresa Viscomi e Francesca Federico.

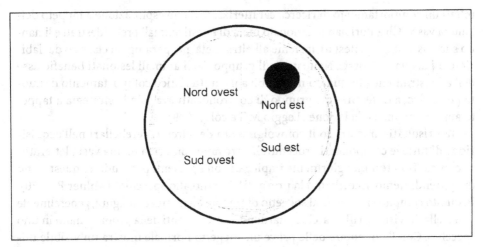

Fig. 5.7. Il comportamento nel labirinto ad acqua di Morris di un animale con lesione al cervelletto

sione erano in grado di rimetterle in atto anche in assenza delle strutture cerebellari (Petrosini L e coll., 1996; 1998). Tale risultato, però, lasciava aperto il quesito se gli effetti indotti da una lesione cerebellare fossero imputabili ad una capacità di acquisire le componenti procedurali nella loro totalità, oppure se si trattasse di un deficit più selettivo, compromettente solo la componente più propriamente spaziale dell'apprendimento procedurale.

Questo interrogativo è stato recentemente sciolto sempre dallo stesso gruppo di ricerca attraverso un paradigma sperimentale che permetteva di studiare separatamente le varie componenti procedurali. In questo studio un gruppo di animali normali, testati sempre nel labirinto ad acqua di Morris, è stato inizialmente addestrato a trovare la piattaforma che veniva spostata ad ogni prova. In questo paradigma l'animale non poteva usufruire degli indizi spaziali in quanto la vasca era recintata da un tendone nero. In questo modo il ratto non solo non poteva costruirsi una mappa spaziale dell'ambiente, ma era incapace di mettere in atto strategie di esplorazione basate sugli indizi spaziali[12]. Eppure, anche in queste condizioni sperimentali gli animali apprendevano *qualcosa*, e precisamente una serie di procedure prive di qualsiasi connotato spaziale. Nel corso di questo addestramento, gli animali esibivano

---

[12] La letteratura sperimentale ha evidenziato che durante l'esplorazione di un ambiente, come ad esempio il labirinto ad acqua di Morris, l'animale utilizza generalmente tre strategie di esplorazione:
la **strategia prassica**, che si attua in seguito alla memorizzazione di uno schema costituito dalla rappresentazione mentale della sequenza dei movimenti che il corpo produce nell'avvicinarsi al bersaglio. Le informazioni che compongono tali rappresentazioni non si riferiscono alle rappresentazioni dello spazio extracorporeo ma alle percezioni cinestesiche, propriocettive e vestibolari;
la **strategia tassica** consiste nel dirigersi verso un obiettivo, direttamente percepibile o la cui posizione sia, comunque, contrassegnata da un riferimento distale univoco;
la **strategia** *place* è realizzabile grazie alla costruzione di mappe cognitive basate sulla conoscenza delle relazioni tra i riferimenti ambientali.

infatti un comportamento di ricerca caratterizzato da un'esplorazione a tappeto dell'intera vasca. Gli autori hanno lesionato metà di questi animali pre-addestrati e li hanno successivametne ritestati, insieme all'altra metà, nel paradigma classico del labirinto ad acqua di Morris. Nonostante il gruppo degli animali lesionati beneficiasse dell'addestramento, in quanto non esibiva il caratteristico comportamento di nuoto periferico, a differenza del gruppo di controllo, attuava solo la strategia a tappeto appresa prima della lesione (Leggio MG e coll., 1999).

Tali risultati dimostrano il coinvolgimento dei circuiti cerebellari nell'acquisizione di tutte le componenti procedurali e trovano conferma in una vasta letteratura clinica. Tra i test maggiormente impiegati con i pazienti per studiare questo tipo di apprendimento, ricordiamo la prova di "disegno allo specchio" (Milner B, 1970). In questo compito si richiede al soggetto di tracciare a matita una figura, generalmente una stella, in visione riflessa, cioè guardando i movimenti della propria mano in uno specchio. Con l'aumentare delle prove un soggetto normale mostra un visibile miglioramento, sia nella velocità sia nell'accuratezza, indice questo di un avvenuto apprendimento procedurale. In questo test i soggetti con degenerazione cerebellare trovano molte difficoltà e quasi sempre non riescono ad apprendere il compito (Sanes JN e coll., 1990).

Recenti studi clinici hanno dimostrato che le lesioni cerebellari, *allo stesso modo*[13] delle lesioni striatali, producono un danno specifico nell'apprendimento procedurale di una sequenza motoria (Molinari M e coll., 1997; Rauch SL e coll., 1997).

Le circuitazioni cerebellari non si esauriscono nel cervelletto, ma arrivano fino alla corteccia associativa prefrontale, inserendo quest'ultima nel processamento dell'informazione implicita (Faglioni P, 1995). Cervelletto e corteccia prefrontale sono in connessione anatomo-funzionale principalmente attraverso un nucleo diencefalico (il nucleo talamico dorsomediale), formando in questo modo la circuitazione cerebello-talamo-corticale. È interessante sottolineare in questo contesto che i comportamenti perseverativi, osservati in seguito a lesioni prefrontali, si verificano anche in presenza di lesione cerebellare. Ricordiamo che il nuoto periferico nel labirinto ad acqua di Morris rappresenta una perseverazione ad effettuare sempre lo stesso percorso. A questo punto è possibile ipotizzare che ci sia una cooperazione tra cervelletto e corteccia prefrontale nel favorire l'apprendimento di particolari strategie. Tali correlazioni aprono le porte a svariate ipotesi. Tra le tante citiamo quella che ci sembra più plausibile. Forse il cervelletto permetterebbe l'acquisizione di strategie efficienti, mentre la corteccia prefrontale potrebbe scegliere tra diverse soluzioni già acquisite ed immagazzinate.

---

[13] In realtà, come accennato in precedenza, le strutture cerebrali striatali e cerebellari intervengono sicuramente entrambe nell'apprendimento implicito, ma non proprio allo stesso modo. In letteratura il dibattito è acceso, anche se l'ipotesi più plausibile depone a favore dell'attivazione del cervelletto durante la prima fase dell'acquisizione e dello striato successivamente. Essendo implicate entrambe le strutture, i risultati clinici evidenziano un deficit sia nei pazienti striatali che in quelli cerebellari.

Per quanto riguarda le aree corticali chiamate in causa nelle forme di apprendimento implicito, particolare attenzione va puntata su una vasta regione neocorticale comprendente anche la *neocorteccia associativa parieto-temporo-occipitale*. Estese lesioni in tali aree comportanto, infatti, eclatanti deficit nell'acquisizione implicita (Squire LR, 1992).

Facilitazione procedurale

Nel capitolo precedente, trattando lo sviluppo sia filogenetico che ontogenetico dell'apprendimento, avevamo evidenziato che l'acquisizione implicita compare prima di quella esplicita. A questo punto potrebbe esser lecito chiedersi se la conoscenza implicita sia il prerequisito di quella esplicita. In altri termini, se lo sviluppo delle forme di apprendimento implicito, come le abilità e le procedure, possano facilitare l'acquisizione esplicita.

Tale quesito sembra esser stato recentemente risolto, ma prima di analizzare gli studi psicobiologici a riguardo, è bene riflettere un momento sulle conoscenze che abbiamo del sistema nervoso centrale e quindi provare a fornire un'ipotesi sulla questione... ragionando.

Gli studi embriologici ci insegnano che il sistema nervoso centrale si sviluppa *dal basso*, cioè che la formazione delle strutture più rostrali è successiva allo sviluppo di quelle più caudali. Semplificando al massimo, possiamo affermare che l'elenco in senso caudo-rostrale delle strutture che compongono il sistema nervoso centrale racchiude in sé anche un concetto evolutivo. Se pensiamo ora in quale parte del sistema nervoso si trovano le strutture che mediano principalmente l'apprendimento implicito e a quelle che, invece, mediano la forma esplicita, scopriremo la ragione per cui l'apprendimento di tipo implicito è il primo a comparire. Se riflettessimo ora in termini evolutivi, dovremmo supporre che tale sviluppo anatomico, e quindi funzionale, debba racchiudere un *perché*. A questo punto viene spontaneo ipotizzare che un'acquisizione implicita potrebbe essere realmente il prerequisito di una conoscenza esplicita. Del resto, se ci trovassimo in una città sconosciuta e desiderassimo visitare i monumenti più importanti, dovremmo necessariamente sviluppare una consona strategia di esplorazione. Ci interessa la salita all'alto campanile? Bene, non dovremo far altro che visualizzarlo e *dirigerci verso* di esso (strategia tassica). Il giro attorno alle mura della città? Questa volta non ci resta che costeggiarle, tenendole sempre alla nostra destra, ad esempio (strategia prassica). La visita *random* per i negozi evitando di ripercorrere le stesse vie? Basta costruirsi una mappa mentale della città ed orientarsi su di essa (strategia place) (cfr. nota 12). Soltanto dopo esser saliti sul campanile, dopo aver costeggiato le mura e comprato gli oggetti caratteristici, soltanto allora potremo affermare di conoscere la città (conoscenza dichiarativa). Le procedure si trasformano, quindi, in un importante prerequisito per aumentare la conoscenza dichiarativa spaziale come in questo esempio. Le procedure si rivelano fondamentali anche per la conoscenza dichiarativa circa i fatti e gli eventi. Un compito di lettura veloce[14] ne rappresenta un esempio. Immaginiamo di trovarci in macchina nel traffico a causa di un incidente verificatosi un chilometro più avanti. Sul nostro sedile troviamo fortunatamente un quotidiano che senza esitare iniziamo a sfogliare. Dopo pochi minuti l'ingorgo si risolve e siamo "costretti" a smettere la nostra lettura. Quanto più avessimo letto veloce, tante più informazioni avremmo immagazzinato!

A queste conclusioni non poteva che arrivare il gruppo di ricerca diretto sempre da Laura Petrosini, che studia da parecchi anni la relazione tra apprendimento procedurale e apprendimento dichiarativo. Tramite un test sperimentale, che fra breve discuteremo, gli autori hanno dimostrato che le procedure facilitano la conoscenza dichiarativa dell'ambiente (Mandolesi L e coll., 2003). Tale evidenza è stata ottenuta attraverso il test dell'*open field*. In questo test l'animale viene messo in una grande arena con al centro cinque oggetti esplorabili. Dopo una serie di prove, l'animale si abitua agli oggetti e tende ad esplorarli sempre di meno. A questo punto, lo sperimentatore cambia la posizione spaziale di due oggetti ed osserva il comportamento dell'animale, che ovviamente colto dalla novità ricomincia la sua esplorazione, la quale questa volta non sarà generalizzata a tutti gli oggetti ma si focalizzerà maggiormente sugli oggetti spostati (Fig. 5.8).

Gli autori hanno confrontato le prestazioni di animali normali con quelle di animali con lesioni alle strutture cerebellari, tralasciando l'inserimento di un gruppo di animali lesionati alle strutture ippocampali in quanto la letteratura ne è molto ricca. Gli animali con lesione ippocampale avendo un rilevante deficit dichiarativo, non si formano una mappa spaziale dell'arena, non si ricordano la disposizione degli oggetti e quello che si osserva è un comportamento di esplorazione generalizzata senza abituazione (Jarrard LE, 1968).

Nell'evidenza che ogni forma di apprendimento ha diversi correlati biologici, l'ipotesi di partenza era quella di non rilevare negli animali cerebellari deficit dichiarativi. In realtà, contro ogni aspettativa, i primi dati sperimentali deponevano a favore dell'ipotesi contraria. Com'è possibile che il cervelletto entri in gioco nella costruzione della mappa spaziale? In letteratura è stato più volte sottolineato che un animale cerebellare conosce ad esempio dov'è localizzata la piattaforma nel labirinto ad acqua di Morris, ma non è in grado di raggiungerla! Risultato peraltro confermato anche dagli stessi autori.

Di fronte a tale dato inaspettato, i ricercatori sono stati costretti a continuare la loro ricerca, modificando questa volta il paradigma sperimentale.

Partendo dall'osservazione del comportamento che questi animali esibivano nel labirinto di Morris (vi ricordate? Gli animali con lesione al cervelletto nuotavano costantemente nella periferia della vasca), gli oggetti furono posizionati vicino al bordo dell'arena al fine di facilitare la peculiare esplorazione degli animali cerebellari. Questa volta l'ipotesi iniziale fu confermata: con una disposizione spaziale favorevo-

---

[14] La fluidità verbale è un'abilità implicita, che migliora con la ripetizione.

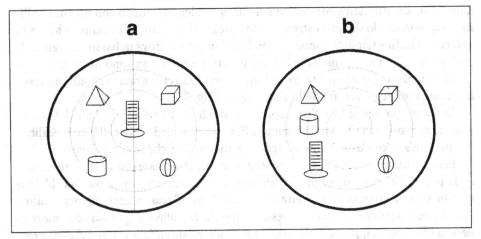

Fig. 5.8. Il test dell'open field. **a** disposizione iniziale degli oggetti. **b** disposizione successiva con relativo spostamento di due oggetti

le, gli animali lesionati al cervelletto si accorgevano enormemente del cambiamento spaziale dimostrando, quindi, di essere in possesso di una consolidata mappa dell'ambiente e l'integrità della capacità di apprendimento dichiarativo spaziale.

Possiamo concludere che un buon utilizzo delle procedure acquisite faciliti la conoscenza esplicita? Forse la risposta è positiva.

Ipotesi di *co-partecipazione*

Finora abbiamo sottolineato il concetto secondo cui alla base di una precisa forma di apprendimento ci sia principalmente l'attivazione di uno specifico circuito cerebrale. Ma siamo sicuri che durante una qualsiasi forma di acquisizione entrino in gioco solo alcuni circuiti? Non dobbiamo cadere nella trappola della semplicità, ma analizzare, il processo di apprendimento in termini ancora più complessi.

C'è un aspetto da considerare e da non sottovalutare nell'analisi dei correlati biologici che sono implicati nell'apprendimento: l'acquisizione di nuove informazioni investe l'intero organismo. Tale concetto è valido anche per qualsiasi altra funzione cognitiva e si fonda sulla regola che *tutto è connesso con tutto*. Questa nozione sottolinea l'assunto che ogni struttura del nostro sistema nervoso, anche se media principalmente una specifica funzione, è connessa anatomicamente e funzionalmente con altre strutture che, a loro volta, mediano altre funzioni. Tale connessione anatomo–funzionale ha la caratteristica di essere diretta o indiretta. Per comprendere meglio, pensiamo al nostro cervello come se fosse composto da tante palline legate assieme da una fitta rete di fili metallici: alcune palline sono unite da fili molto spessi, altre da fili molto sottili, altre ancora da fili di entrambe le dimensioni, ma tutte

hanno una caratteristica comune: quella di essere legate almeno con un'altra pallina. In questo modo diviene estremamente probabile che anche la pallina che sta in
alto risulti indirettamente connessa con la pallina che si trova in basso. Entrambe le
palline (quella in alto e quella in basso), infatti, anche se non sono unite da un filo
diretto, riescono a comunicare tra di loro per via indiretta, grazie alle innumerevo-
li connessioni degli altri fili delle altre palline (Fig. 5.9).

In questo paragone le palline rappresentano le strutture anatomiche del nostro
sistema nervoso ed i fili metallici sono le fibre nervose di grande e di piccolo calibro
che mettono in comunicazione le strutture anatomiche che lo compongono.

Per continuare la similitudine, possiamo anche ipotizzare che nel nostro cervello, la pallina "a" comunichi principalmente e direttamente con la pallina "b" (entrambe sono in connessione diretta) e che la pallina "c" scambi costantemente informazioni con la pallina "d", ma allo stesso tempo che la pallina "a", per via delle sue connessioni indirette, sappia perfettamente cosa si stanno dicendo le palline "c" e "d" e ten-
ga conto di queste informazioni durante i suoi colloqui con la pallina "b" (Fig. 5.10).

L'esempio delle palline, per quanto fantasioso possa sembrare, sottolinea che alla base di ogni acquisizione corrisponde l'attivazione di un preciso circuito cerebrale, che non funziona in maniera isolata all'interno del sistema nervoso. Fra breve vedremo quali sono i principali circuiti che mediano i processi di apprendimento, ma non dobbiamo mai dimenticare che quando stiamo acquisendo nuove informazioni tutte le strutture cerebrali, per quanto anatomicamente lontane siano col-
locate, sono al corrente di *ciò* che si sta apprendendo in virtù delle loro molteplici connessioni più o meno dirette. Questa condizione fa sì che tutte le strutture nervose
partecipino, più o meno attivamente, all'acquisizione di nuove informazioni. Un

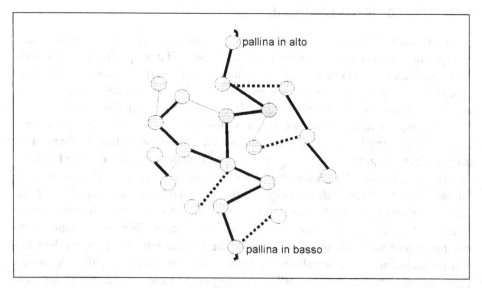

Fig. 5.9. Modello ipotetico che schematizza la comunicazione neuronale

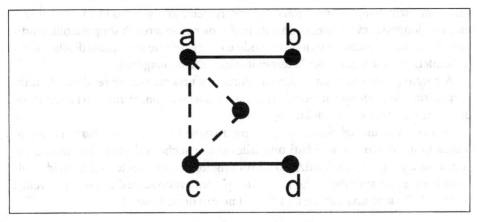

Fig. 5.10. Tutte le palline sono in connessione tra loro. Alcune sono in connessione diretta (linee nere), altre sono in connessione indiretta (linee tratteggiate)

esempio concreto può far comprendere meglio questo concetto. Supponiamo di giocare per la prima volta con la Playstation (o per chi vuole; con la playstation 2): le prime ore di gioco, e secondo me anche le successive, si rivelano di fondamentale importanza in quanto sono necessarie per apprendere qual è la strategia di gioco più efficace. Durante questo periodo, di intenso apprendimento sia esplicito che implicito, sicuramente non avvertiremo lo stimolo della fame, della sete e non ci renderemo neanche conto se qualcuno ci stia chiamando, se nella stanza in cui stiamo giocando faccia freddo, ecc. Tutto questo avviene perché durante l'apprendimento di un preciso (ed in questo caso anche molto importante!) compito, tutto il nostro sistema nervoso *co-partecipa* al processo dell'acquisizione, attivando le strutture che vi sono maggiormente implicate e modulando in senso inibitorio tutte quelle la cui attivazione disturberebbe il processo in corso. In altre parole, tutto il nostro organismo è coinvolto in questo compito.

Supponiamo per un attimo che durante l'apprendimento entrassero in gioco solo alcune strutture. Durante la fase di acquisizione della strategia di gioco si attiverebbero pertanto solo le circuitazioni nervose che mediano questo processo. Applicando tale ipotesi al nostro esempio gli organi interni, come anche i recettori sensibili alle variazioni termiche, continuerebbero a lavorare in maniera indipendente. Ma allora perché mentre giochiamo ci passa la fame e non abbiamo freddo? Probabilmente questa interpretazione non è adatta a fornire una risposta.

Dal mio punto di vista, come ho già sottolineato, preferisco immaginare che ci sia una *co-partecipazione* di tutto l'organismo. In altri termini, durante l'acquisizione di un preciso compito si attivano strutture specifiche ma allo stesso tempo il nostro sistema nervoso centrale alza la soglia di attivazione delle altre strutture al fine di non interferire con il processo in corso. Tornando al nostro esempio, mentre apprendiamo come giocare in modo vincente, si attivano i neuroni di specifiche aree corticali e si alza la soglia di attivazione dei recettori termici. In questo modo, nel caso in cui si verificasse una variazione della temperatura, "non ce ne accorgeremmo". Nel caso in cui la temperatura raggiungesse invece livelli talmente freddi da non essere più sopportabili, si attiverebbero anche i recettori termici in modo da farci arrivare un segnale di allarme tale da interrompere il gioco per la disperata ricerca di un maglione.

A questo punto spero sia chiaro che durante il processo di apprendimento tutto l'organismo *co-partecipa* ad acquisire le nuove informazioni attraverso l'attivazione di alcune strutture e la modulazione di altre.

Una conclusione del genere si sposa molto bene anche con la visione evoluzionistica. Come vi ricorderete, infatti, una delle caratteristiche dell'apprendimento è quella di essere un processo finalizzato ad un migliore adattamento dell'individuo all'ambiente e non avrebbe molto senso che, per un processo così importante, venga tirata in ballo solo una parte e non tutto il nostro organismo.

Capitolo 6
Neurobiologia dell'apprendimento

Laura Mandolesi

La psicobiologia ci ha finora insegnato che ad ogni forma di apprendimento corrisponde la principale attivazione di un circuito nervoso. Tuttavia, non è del tutto corretto immaginare il nostro sistema nervoso centrale come composto da una serie di strutture tra loro collegate che entrano in gioco in relazione a certe forme di apprendimento. In realtà, ad una specifica acquisizione corrisponde una *maggiore attività* di neuroni che si trovano in precise strutture, e tale attività si manifesta attraverso un'aumentata trasmissione sinaptica spesso in grado di modificare i circuiti neuronali sottostanti. Durante l'acquisizione dichiarativa di un'informazione spaziale, ad esempio, non è tanto preciso affermare che si attiva l'ippocampo e le strutture con esso in connessione, mentre risulta esatto asserire che si verifica una maggiore attività tra i neuroni ippocampali e quelli di altre strutture, corticali e sottocorticali, che sono con essi in connessione anatomica. Tale attività è quella che precedentemente avevamo scherzosamente definito *il quanto intensamente comunicano* due neuroni.

L'approccio neurobiologico allo studio dell'apprendimento focalizza la sua attenzione sui segreti della comunicazione neuronale, spiegando non solo *come* parlano due neuroni ma anche *quanto* parlano e che *cosa si dicono* durante il processo di acquisizione.

Apprendimento e plasticità sinaptica

Ogni apprendimento, sia esso esplicito o implicito, è la manifestazione di una formazione o di un rafforzamento di un circuito neuronale.

Il primo studioso a pensarla in questo modo fu lo psicologo canadese Donald Hebb che nel 1949 elaborò un'idea molto semplice, conosciuta oggi come *sinapsi di Hebb*. Secondo lo studioso, la sinapsi tra due neuroni A e C diventa tanto più efficace quanto più spesso una scarica nel neurone A è seguita da una scarica nel neurone C, indipendentemente dal motivo preciso per il quale il neurone C scarica (Hebb D, 1949). Secondo questo modello, affinché si rafforzi la sinapsi tra i due neuroni, la cellula C non deve necessariamente scaricare *come conseguenza* della scarica precedente del neurone A. Immaginiamo per esempio che anche un altro neurone, B, sia in contatto sinaptico con il neurone C e che quest'ultima sinapsi sia forte. Se i neuroni A e B scaricano circa nello stesso momento, o meglio, se il neurone B scarichi leggermente prima del neurone A, il neurone C scarica non per effetto dell'attivazione del neurone A, ma per la forte influenza del neurone B. Tuttavia la scarica del neurone C ha come conseguenza un rafforzamento della sinapsi tra A e C (Fig. 6.1).

Il modello di Hebb ha dato inizio ad un nuovo approccio nell'indagine dei meccanismi biologici che sottendono l'apprendimento. Con questa ipotesi, infatti, si è incominciato ad analizzare *come* apprendiamo. In altri termini, in che modo si modificano le nostre connessioni sinaptiche durante il processo di acquisizione (*il come parlano due neuroni*).

Negli anni '70, T.V. Bliss e T. Lømo, riuscirono a dimostrare sperimentalmente la teoria di Hebb. Gli studiosi evidenziarono che nel coniglio, i neuroni ippocampali rafforzavano le loro connessioni sinaptiche quando erano stimolati da una serie di impulsi elettrici ad alta frequenza (Bliss TV e Lømo T, 1973). Questo fenomeno di rafforzamento sinaptico è oggi noto come *potenziamento a lungo termine* (LTP).

L'LTP è un esempio di imponente modificazione plastica della funzione sinaptica derivante dall'attività della sinapsi stessa e può durare ore, giorni, persino settimane. Le modalità di induzione e gli attributi temporali dell'LTP suggeriscono che questa persistente modificazione sinaptica sia il substrato funzionale, a livello cellulare, dei processi di apprendimento e di memoria.

In seguito a questa scoperta, moltissimi studiosi hanno focalizzato la loro attenzione sul fenomeno dell'LTP e sulle basi cellulari dell'apprendimento. Le ricerche che seguirono dimostrarono che l'LTP si verifica anche nelle aree neocorticali ed in alcune strutture sottocorticali del sistema nervoso dei mammiferi, rafforzando sempre di più l'ipotesi secondo cui questo fenomeno sia alla base dei meccanismi mnesici.

A questo punto non resta altro che capire come funziona. Essendo questo un ar-

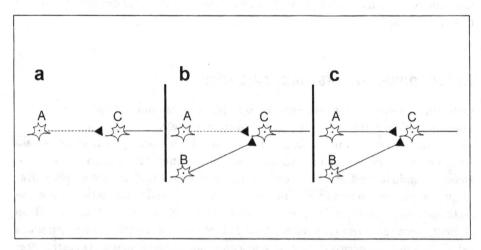

Fig. 6.1. La sinapsi di Hebb. Secondo lo psicologo canadese questo modello sarebbe la base neuronale dell'apprendimento. **a** La sinapsi tra il neurone A e il neurone C è debole. **b** Sul neurone C agisce fortemente il neurone B. **c** Grazie all'azione del neurone B, la sinapsi tra i neuroni A e C si rafforza

gomento abbastanza complesso, si consiglia un ripasso preliminare dei concetti principali della trasmissione sinaptica prima della seguente lettura.

Il fenomeno dell'LTP è stato maggiormente studiato nell'ippocampo dei conigli e dei ratti e viene prodotto stimolando la principale afferenza dell'ippocampo, nota come *via perforante*, e registrando, *in vivo* o *in vitro*[15], le risposte delle cellule che ricevono queste afferenze.

Capire il funzionamento dell'LTP equivale a comprenderne i meccanismi molecolari che lo controllano. Tali meccanismi vanno ricercati in alcuni particolari tipi di recettori che sono sensibili al glutammato e che per questo motivo si chiamano recettori glutammatergici.

Il glutammato è il principale neurotrasmettitore eccitatorio[16] dell'ippocampo e di tutto il sistema nervoso centrale. La sua attività viene regolata da quattro classi di recettori specifici, riportati in Tabella 6.1.

Tabella 6.1. Classi di recettori glutammatergici

TIPO DI TRASMISSIONE SINAPTICA	TIPO DI RECETTORE
Trasmissione sinaptica diretta Il glutammato si lega ai recettori postsinaptici aprendo i canali sodio-dipendenti	NMDA Kainato (AMPA) Quisqualato-A (AMPA)
Trasmissione sinaptica indiretta Il glutammato si lega ai recettori postsinaptici attivando un secondo messaggero che contribuisce ad aprire i canali sodio-dipendenti	Quisqualato-B

Nel corso della normale trasmissione sinaptica diretta a bassa frequenza, il glutammato liberato dalle terminazioni presinaptiche agisce sia sui recettori NMDA che su quelli non-NMDA (cioè di tipo kainato e quisqualato). Gli ioni sodio e potassio, tuttavia, passano solo attraverso i recettori-canali non-NMDA in quanto a livelli di riposo del potenziale di membrana i canali recettori NMDA sono bloccati dagli ioni magnesio. Quando invece la membrana postsinaptica viene fortemente depolarizzata, come accade per le stimolazioni ad alta frequenza che provocano l'LTP, la depolarizzazione toglie il blocco degli ioni magnesio al canale NMDA consenten-

---

[15] Negli esperimenti elettrofisiologici condotti *in vivo* nell'animale, anestetizzato o sveglio, vengono impiantati gli elettrodi nella regione anatomica di interesse. Negli studi *in vitro*, invece, gli elettrodi vengono impiantati in fettine di tessuto nervoso tagliate da un cervello vivo e tenute in vita per molte ore in soluzione salina.

[16] È necessario puntualizzare che la natura eccitatoria o inibitoria di un neurotrasmettitore non dipendente dal neurotrasmettitore stesso ma dal tipo di recettori postsinaptici che il neurotrasmettitore incontra. Pertanto, se il glutammato viene definito *eccitatorio* significa che nella maggior parte dei casi si lega a recettori postsinaptici che facilitano la depolarizzazione del neurone postsinaptico.

do il libero flusso degli ioni sodio, potassio e calcio. L'ingresso del calcio nel recettore-canale NMDA provoca l'LTP.

L'induzione di LTP richiede quindi un evento post-sinaptico (ingresso del calcio) mantenuto da un evento pre-sinaptico: la liberazione del neurotrasmettitore. Deve esserci pertanto un meccanismo che ne garantisca il rilascio. Tale meccanismo è stato identificato nell'ossido di azoto, definito per questo motivo anche come un "fattore di plasticità retrograda" che, diffondendo dal neurone postsinaptico nelle terminazioni presinaptiche attiva altre sostanze (secondi messaggeri) che favoriscono il rilascio del neurotrasmettitore. Recenti studi sperimentali hanno infatti dimostrato che gli inibitori dell'ossido di azoto possono bloccare il potenziamento a lungo termine nell'ippocampo (Boulton CL e coll., 1995).

Il ruolo giocato dai recettori NMDA si rivela pertanto di particolare importanza nello studio dei meccanismi biologici alla base dell'apprendimento e della memoria. Studi sperimentali hanno dimostrato che la somministrazione intracerebrale di un antagonista dei recettori NMDA distrugge il potenziamento a lungo termine e non permette l'apprendimento di compiti spaziali (Morris RGM e coll.,1986; Davis S e coll., 1992; Neri P, 2002). Anche altre ricerche hanno focalizzato la loro attenzione sull'effetto di farmaci antagonisti dei recettori NMDA. In particolare, è stato dimostrato che la somministrazione a dosi anticonvulsive di un antagonista dei recettori NMDA impedisce l'acquisizione, ma non il recupero, di informazioni spaziali (Ylinen A e coll., 1991).

La preponderante localizzazione dei recettori NMDA nell'ippocampo ha candidato questa struttura a principale substrato biologico delle funzioni mnesiche. Recentemente, grazie anche alle evidenze sperimentali di estese localizzazioni di questi recettori ad altre aree cerebrali, si sono aperte nuove ipotesi sui correlati biologici dell'apprendimento. Se avete letto attentamente il capitolo precedente potrete voi stessi ipotizzare che tali recettori si trovino anche nelle strutture che mediano l'apprendimento implicito, nel cervelletto ad esempio. Lo scorso anno è stato infatti evidenziato che un blocco dei recettori NMDA arresta qualsiasi acquisizione procedurale, candidando i recettori NMDA anche tra i substrati cellulari dell'apprendimento procedurale (Neri P, 2002).

Il potenziamento a lungo termine è un importante esempio di *come* apprendiamo che possiamo tradurre biologicamente come un potenziamento dell'efficacia dell'attività sinaptica. Questo fenomeno non è però l'unica manifestazione dei cambiamenti sinaptici durante l'apprendimento. Mentre acquisiamo nuove informazioni, la nostra attività sinaptica può anche andare incontro a riduzioni: è questo il caso della depressione a lungo termine (LTD), un fenomeno plastico con le stesse caratteristiche dell'LTP, ma di segno opposto.

Il primo studioso ad evidenziare l'LTD fu, nel 1989, il giapponese M. Ito. L'ormai famoso ricercatore, insieme al suo gruppo di ricerca dell'Università di Tokyo, riscontrando un decremento della funzionalità sinaptica nel cervelletto ipotizzò che tale fenomeno possa essere alla base dell'apprendimento motorio (Ito M, 1989). Ricordiamoci sempre che il cervelletto è principalmente coinvolto nell'apprendimento implicito e l'apprendimento motorio ne è un esempio. Oltre che nel cervelletto, fenomeni di LTD sono stati evidenziati in numerose strutture del sistema nervoso centrale, in particolare nell'ippocampo, nella corteccia visiva e nello striato.

Gli studi elettrofisiologici hanno dimostrato che, nella maggior parte dei casi, l'LTD si verifica negli stessi siti sinaptici che precedentemente avevano ospitato l'LTP. L'ipotesi più plausibile sul ruolo funzionale dell'LTD potrebbe essere che tale fenomeno agisca come un *riequilibratore* delle sinapsi che hanno subito un potenziamento a lungo termine. Questa forma di plasticità nervosa sembra infatti essere fondamentale nel prevenire la saturazione delle sinapsi ed nell'aumentare l'efficacia dell'immagazzinamento dell'informazione.

I meccanismi cellulari dell'apprendimento

Fin qui abbiamo esaminato come parlano due neuroni (trasmissione sinaptica) e quanto intensamente comunicano (LTP e LTD). Non resta che analizzare il contenuto di questo interessante discorso (le basi cellulari e molecolari).

In questi ultimi decenni sono stati condotti numerosi studi sperimentali volti a scoprire le basi cellulari e molecolari delle forme più semplici di apprendimento. In particolare oggi, grazie ai notevoli contributi di bravissimi neurobiologi (Kandel ER è solo il primo di una lunga lista), siamo in grado di spiegare le forme semplici di apprendimento non associativo e associativo. Prima però di inoltrarci nella neurobiologia dell'apprendimento, è necessario riprendere l'argomento da un punto di vista concettuale. Precedentemente avevamo sottolineato che per apprendimento *non-associativo* si intende una modificazione comportamentale seguente ad una stimolazione ripetuta di un singolo stimolo o a più stimoli diversi tra cui però non intercorre alcun legame spaziale e/o temporale. Si parla invece di *apprendimento associativo* quando la modificazione del comportamento dipende da un'associazione di eventi. Avevamo inoltre visto che l'abituazione e la sensibilizzazone sono considerate le forme più semplici dell'apprendimento implicito non-associativo. Ricordiamo di nuovo che l'*abituazione* consiste nella progressiva riduzione di una risposta comportamentale riflessa in seguito alla presentazione ripetuta di uno stimolo non nocivo (si ricordi l'esempio del cane che si abitua alle carezze dello sperimentatore).

Il fenomeno della *sensibilizzazione* consiste invece nell'aumento generale della risposta di un organismo a stimoli deboli che seguono uno stimolo nocivo (la sensibilizzazione al suono dell'antifurto).

Il condizionamento classico e il condizionamento operante rappresentano invece le due principali forme di apprendimento associativo.

Il condizionamento classico è una forma di apprendimento implicito associativo e consiste nell'associazione di due stimoli, uno stimolo incondizionato (SI) e uno stimolo condizionato (SC). L'altra forma di apprendimento associativo è il *condizionamento operante*, scoperto per la prima volta dallo psicologo E. Thorndike all'inizio del '900 ed approfondito dal comportamentista B.F. Skinner. In questo tipo di condizionamento, l'individuo apprende ad associare una risposta motoria ad uno stimolo per lui altamente significativo (cfr. Cap. 3). Il condizionamento operante è soggetto ad una variabile sicuramente non trascurabile: la motivazione. Come vi ricorderete, il ratto urta la leva perché è motivato: ha fame. L'influenza della motivazione su questo tipo di apprendimento lascia supporre che i circuiti neuronali sottostanti siano assai più complessi delle altre forme di apprendimento fin qui descritte. Tale ipotesi è uno dei motivi per cui gli studi neurobiologici sul condizionamento strumentale sono ancora poco chiari. Per questo motivo nelle pagine che seguono saranno trattati soltanto i meccanismi cellulari e molecolari che sono alla base dell'abituazione, della sensibilizzazione e del condizionamento classico.

Modelli di apprendimento su animali invertebrati

I numerosi studi sperimentali volti a scoprire le basi cellulari e molecolari delle forme più semplici di apprendimento sono stati condotti sugli invertebrati. Questi animali, allo stesso modo delle specie superiori, presentano fenomeni di abituazione e di sensibilizzazione e possono essere condizionati secondo il paradigma del condizionamento classico. Negli invertebrati è infatti possibile isolare i singoli atti comportamentali ed identificare tutti i neuroni del circuito che li sottendono. Tutto ciò è risultato possibile perché questi animali offrono numerosi vantaggi: in primo luogo, hanno un sistema nervoso centrale molto semplice e di piccole dimensioni e presentano quindi neuroni facilmente identificabili, per cui risulta facile delinearne le connessioni, ed infine hanno una struttura genetica molto elementare. L'animale invertebrato maggiormente utilizzato per gli studi sull'apprendimento è una lumachina di mare, l'Aplysia californiana (Fig. 6.2).

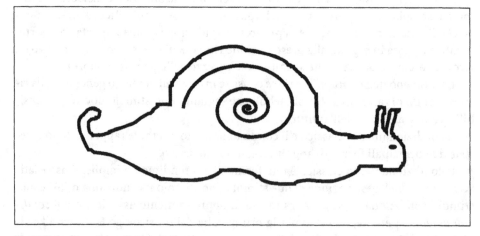

Fig. 6.2. La lumachina di mare Aplysia

Come si può facilmente osservare dalla Figura 6.3, l'Aplysia è caratterizzata da un sifone attraverso cui emette le sostanze di rifiuto e da una branchia deputata all'assorbimento dell'acqua, espulsa a sua volta attraverso il sifone.

Il comportamento principale di questo invertebrato è il *riflesso difensivo di retrazione della branchia*: se si spruzza un getto d'acqua sul sifone, quest'ultimo insieme alla branchia si ritrae.

In questi ultimi anni è stato evidenziato il circuito neuronale, tra l'altro molto semplice, che media il riflesso di retrazione della branchia nell'Aplysia (Castelluci VF e Kandel ER, 1974) e che può essere così schematizzato:

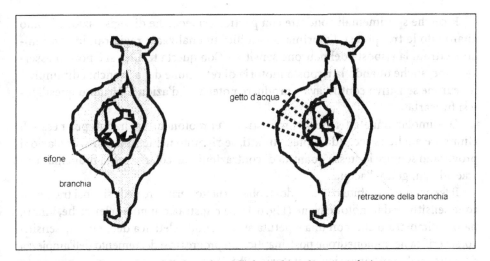

Fig. 6.3. Riflesso di retrazione della branchia nella lumachina di mare Aplysia

L'abituazione

Il circuito neuronale alla base del riflesso di retrazione della branchia in Aplysia è molto semplice. Questo riflesso monosinaptico può andare incontro a fenomeni di abituazione. Infatti, la stimolazione ripetuta della pelle del sifone con un getto d'acqua determina una progressiva diminuzione della contrazione dei muscoli della branchia. Capire in che modo e perché si verifichi un cambiamento di comportamento, ossia la modificazione del riflesso di retrazione della branchia, equivale a svelare quali siano i meccanismi neurobiologici implicati in questo tipo di apprendimento non-associativo. Nella seguente spiegazione seguiremo per fini didattici l'impostazione di tre famosi neuroscienziati contemporanei, Mark F. Bear, Barry W. Connors e Michael A. Paradiso (Bear MF e coll., 2002).

È molto importante focalizzare la nostra attenzione su *dove* si verifica l'abituazione. Esistono al riguardo tre possibilità:

1) nelle terminazioni del neurone sensitivo che innervano la pelle del sifone, rendendo tali terminazioni meno sensibili al getto d'acqua;

2) nel muscolo che permette la retrazione della branchia, rendendolo meno attivo alla stimolazione sinaptica da parte del motoneurone;

3) nella sinapsi tra il neurone sensitivo e il motoneurone.

Ricerche sperimentali condotte con particolari tecniche di registrazione hanno analizzato le tre ipotesi. La prima possibilità fu analizzata registrando con i microelettrodi la risposta del neurone sensitivo. Con questa tecnica si è potuto osservare che, anche quando la risposta motoria di retrazione della branchia diminuiva, il neurone sensitivo continuava a produrre potenziali d'azione. Pertanto quest'ipotesi fu scartata.

Le stimolazioni elettriche somministrate sul motoneurone hanno permesso di eliminare anche la seconda ipotesi. Infatti, se ripetute nel tempo, tali stimolazioni provocano sempre la stessa quantità di contrazioni muscolari, cioè la branchia si ritrae ad ogni getto d'acqua.

Il fenomeno dell'abituazione si dovrebbe pertanto verificare nella sinapsi tra il neurone sensitivo ed il motoneurone (Fig. 6.4). Le registrazioni microelettriche, infatti, hanno dimostrato che, con una ripetuta stimolazione elettrica del neurone sensitivo, si verifica nel motoneurone postsinaptico un progressivo decremento dell'ampiezza del potenziale postsinaptico eccitatorio (PPSE).

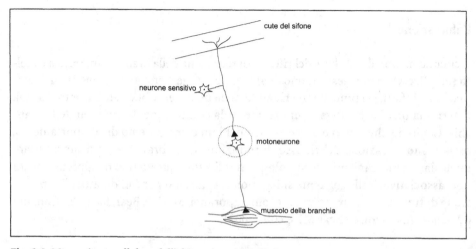

Fig. 6.4. Meccanismo cellulare dell'abituazione in Aplysia

Nell'abituazione si assiste quindi ad una modificazione sinaptica tra il neurone sensitivo ed il motoneurone.

Recentemente Eric R. Kandel, insieme ai suoi collaboratori, ha condotto una serie di studi sperimentali volti ad evidenziare *cosa* esattamente avviene a livello molecolare durante l'abituazione in Aplysia. Gli autori hanno dimostrato che durante l'abituazione diminuisce il rilascio del neurotrasmettitore nel neurone sensitivo presinaptico.

Per spiegare il perché di questo fenomeno dobbiamo necessariamente analizzare cosa succede nel terminale sinaptico durante il potenziale d'azione.

All'interno del terminale sinaptico si trovano canali ionici per il sodio (Na^{++}), per il calcio (Ca^{++}) e per il potassio (K^+). All'arrivo del potenziale d'azione si aprono i canali per Na^{++} del neurone postsinaptico; durante la fase di ripolarizzazione si aprono i canali per il K^+ con la conseguente progressiva chiusura dei canali per il Ca^{++}. Questi ultimi canali sono essenziali per il rilascio del neurotrasmettitore da parte del neurone sensitivo presinaptico. Nel terminale sinaptico dell'Aplysia abituata è stato dimostrato che dopo l'arrivo di un certo numero di potenziali d'azione si verifica l'apertura di un numero sempre maggiore di canali al K^+ che comporta la chiusura dei canali al Ca^{++} e la sospensione del rilascio del neurotrasmettitore. Questa sequenza di eventi fa sì che la sinapsi tra il neurone sensitivo e il motoneurone si interrompa e, poiché nel motoneurone non arriva più il messaggio neurotrasmettitoriale che favorisce la contrazione del muscolo della branchia, quest'ultima non si ritrae più. Si è quindi verificata l'abituazione.

La sensibilizzazione

Il riflesso di retrazione della branchia può andare incontro anche a fenomeni di sensibilizzazione. Come abbiamo accennato, il fenomeno della sensibilizzazione consiste nell'aumento generale della risposta di un organismo a stimoli deboli che seguono uno stimolo nocivo. Eric R. Kandel e collaboratori applicarono questa volta uno stimolo di notevole intensità (breve shock elettrico) sul capo dell'Aplysia ed osservarono un aumento di intensità del riflesso di retrazione della branchia alla semplice stimolazione del sifone. Nel caso specifico, lo stimolo nocivo è rappresentato dallo shock elettrico sul capo della lumaca e lo stimolo debole consiste nella stimolazione tattile del sifone.

I meccanismi di base della sensibilizzazione seguono gli stessi principi del fenomeno dell'abituazione: anche in questo caso si verifica una modificazione del rilascio del neurotrasmettitore presso la terminazione presinaptica del neurone sensitivo. Per comprendere meglio questo fenomeno dobbiamo però aggiungere un terzo neurone nel circuito neuronale del riflesso di retrazione della branchia (Fig. 6.5).

La terza cellula è un interneurone eccitatorio che viene attivato tramite lo shock elettrico sul capo e contrae sinapsi sul terminale dell'assone del neurone sensitivo. Si suppone che il neurotrasmettitore rilasciato dall'interneurone eccitatorio sia la

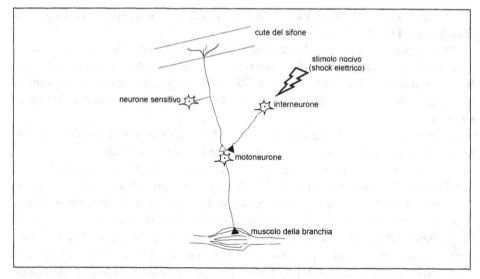

Fig. 6.5. Meccanismo cellulare della sensibilizzazione in Aplysia

serotonina che, quando viene rilasciata a causa dell'attivazione dell'interneurone dallo stimolo nocivo, provoca una sequenza particolare di eventi chimici. In primo luogo, si chiudono i canali voltaggio-dipendenti per il K^+. Questa chiusura permette al Ca^{++} di entrare all'interno della cellula presinaptica sensitiva e di rilasciare quindi una quantità maggiore di neurotrasmettitore. A questo punto la sinapsi tra il neurone sensitivo e il motoneurone *funziona di più*, con la conseguenza di un aumento dell'intensità del riflesso di retrazione ad ogni stimolo tattile del sifone.

Il condizionamento classico

Eric R. Kandel e collaboratori dimostrarono anche che era possibile condizionare l'Aplysia secondo il paradigma del condizionamento classico. In questo contesto lo stimolo incondizionato (SI) era un forte shock elettrico sulla coda dell'animale, mentre lo stimolo condizionato (SC) era rappresentato da un innocuo stimolo tattile sul sifone che, se somministrato da solo, provocava una debole risposta del riflesso di retrazione della branchia. I ricercatori scoprirono che se lo shock elettrico (SI) era somministrato dopo lo stimolo tattile (SC), con un brevissimo intervallo di tempo, la risposta condizionata (RC) della sola stimolazione tattile del sifone risultava amplificata. In altre parole, dopo un addestramento consistente di ripetute somministrazioni accoppiate dello SI con lo SC, si verificava il fenomeno per cui la sola stimolazione tattile (SC) provocava un aumento dell'intensità del riflesso di retrazione della branchia.

Come nella sensibilizzazione, anche nel caso del condizionamento classico si verifica una modificazione sinaptica tra il neurone sensitivo ed il motoneurone, con la

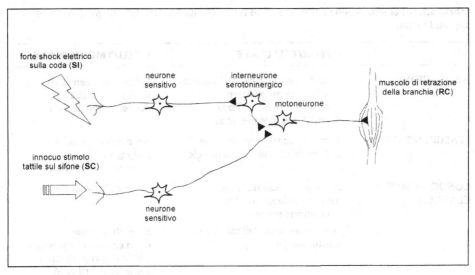

Fig. 6.6. Circuito neuronale del condizionamento classico in Aplysia

conseguenza di un aumento del rilascio del neurotrasmettitore. Per questa simili-tudine, il condizionamento classico può essere considerato una forma più comples-sa del meccanismo della sensibilizzazione (Fig. 6.6).

La spiegazione neurobiologica di questo fenomeno risiede nella comprensione di cosa avviene a livello sinaptico, mentre è in corso la somministrazione appaiata del-lo stimolo incondizionato con quello condizionato. A livello cellulare, la stimolazio-ne tattile (SC) determina un potenziale d'azione nel terminale assonico del neuro-ne sensitivo; lo shock elettrico (SI), invece, determina l'attivazione dell'interneuro-ne serotorinergico che rilascia il neurotrasmettitore. A livello molecolare succede che lo SC comporta l'influsso di Ca^{++}, mentre lo SI attiva un particolare enzima che produce AMPc. La produzione di AMPc comporta una maggiore fosforilazione dei canali K$^+$ con un aumento del rilascio di neurotrasmettitore. In base a questa se-quenza di eventi, i ricercatori hanno ipotizzato che nel caso del condizionamento classico l'apprendimento si verifichi quando l'influsso di Ca^{++} nelle terminazioni presinaptiche del neurone sensitivo coincide con l'attivazione dell'enzima che stimola la produzione di AMPc, poiché in questo momento i canali K$^+$ vengono fosforilati ed aumenta il rilascio del neurotrasmettitore.

Il meccanismo sottostante la sensibilizzazione e il condizionamento classico sono comunque molto simili: entrambi sono mediati dalla facilitazione presinaptica del neurone sensitivo. La caratteristica fisiologica che invece li contraddistingue risiede nella relazione temporale fra l'attivazione dell'interneurone dovuta allo shock elettrico sulla testa, e quella del neurone sensitivo provocata dalla stimolazione tattile.

Nella Tabella 6.2 che segue vengono schematizzati i concetti discussi in questo paragrafo.

Tabella 6.2. Schematizzazione dei meccanismi cellulari e molecolari delle forme più semplici di apprendimento

	LIVELLO CELLULARE	LIVELLO MOLECOLARE
ABITUAZIONE	Stimolazione elettrica del neurone sensitivo → progressivo decremento dell'ampiezza del PPSE nel motoneurone	Nel neurone sensitivo diminuisce il rilascio del neurotrasmettitore
SENSIBILIZZAZIONE	Stimolo nocivo → attivazione dell'interneurone serotorinergico	Nel neurone sensitivo aumenta il rilascio del neurotrasmettitore
CONDIZIONAMENTO CLASSICO	SC → potenziale d'azione nel terminale massonico del neurone sensitivo	SC → influsso di Ca++
	SI → attivazione dell'interneurone serotorinergico	SI → attivazione di un enzima che produce AMPc con conseguente aumento del rilascio del neurotrasmettitore

La conclusione di questo capitolo apre un'affascinante prospettiva di ricerca. Fino a pochi anni fa nessuno avrebbe mai pensato che i fenomeni di apprendimento e memoria potessero essere l'espressione di una catena di eventi chimici. Oggi siamo in grado non solo di affermare ciò, ma anche di fornire le dimostrazioni scientifiche al riguardo, ed è molto probabile che nel giro di poco tempo si scopriranno i meccanismi cellulari e molecolari anche di altre funzioni cognitive. Prospettiva riduzionistica? Forse lo è, ma pensiamo solo per un momento ai vantaggi che può offrire la ricerca scientifica. La comprensione di tutti i meccanismi che sono alla base dei vari comportamenti equivale a conoscere il funzionamento della psiche. E conoscere le nostre modalità di ragionamento, di apprendimento, ecc., equivale ad un intervento, in ambito clinico, valido ed efficace. Forse per alcuni disturbi neuropsicologici non sarà più necessaria una lunga riabilitazione, ma basterà inghiottire una semplice compressa che attivi una serie di processi chimici. La strada da percorrere prima che si arrivi a tanto, comunque, è ancora molto lunga e a questo punto non resta altro che analizzare le reali ed efficaci modalità di intervento terapeutico esposte nella sezione che segue.

Capitolo 7
Disturbi dell'apprendimento e trattamento

Dina Di Giacomo

Dai precedenti capitoli ci auguriamo che risulti chiaro quanto sia complesso il processo dell'apprendimento. Abbiamo analizzato i meccanismi che consentono l'acquisizione delle informazioni attraverso differenti metodi di indagine solo apparentemente diversi. Gli approcci discussi evidenziano, infatti, molteplici caratteristiche comuni di base, ed il fattore *esperienza* ne è l'esempio principe. Attraverso l'esperienza e l'ambiente, il soggetto non è solo posto dinanzi a condizioni e situazioni nuove, ma è spinto a conoscerle utilizzando i propri strumenti cognitivi; nel momento in cui il soggetto acquisisce le informazioni, non svolge tuttavia un ruolo passivo, assorbendo quanto propostogli dal contesto, ma suddivide, disarticola e poi nuovamente riorganizza tutte le componenti della realtà che gli si pongono dinanzi; per poter eseguire queste operazioni logiche e mentali, esso deve individuare e ristrutturare gli strumenti cognitivi più adeguati al fine di consentire la conoscenza della condizione cui si trova dinanzi. In questo complesso processo di apprendimento, tuttavia, si possono verificare delle condizioni per le quali il soggetto presenta delle difficoltà o delle manifestazioni cognitive e comportamentali deficitarie, delineando in questo modo i disturbi dell'apprendimento. In questo quadro, i numerosi studi presenti in letteratura hanno evidenziato la presenza di una varietà di risultati, ascrivibili alle diverse tipologie di soggetti e ai differenti disturbi che possono manifestarsi. Sulla base di esigenze metodologiche e di sistematizzazione delle conoscenze raggiunte, si è reso necessario quindi effettuare una categorizzazione della casistica sia dei soggetti sia dei disturbi che caratterizzano il processo di apprendimento deficitario. Inoltre, l'organizzazione dei disturbi di apprendimento secondo criteri logici man mano individuati dai vari gruppi di studiosi ha favorito una più ampia ed ordinata diffusione delle conoscenze scientifiche fino a quel momento raggiunte ed un più facile e veloce approccio clinico-diagnostico dei medesimi. Viene proposta qui una organizzazione dei disturbi dell'apprendimento basata sul criterio della causa che genera tale disturbo (cioè della eziologia).

I disturbi dell'apprendimento possono essere distinti in deficit di *tipo organico* e di *tipo non-organico*: seguendo questa sistemazione criteriale, i disturbi vengono differenziati in base al coinvolgimento del sistema nervoso centrale, alle componenti dell'equilibrio fisiologico e delle variabili ereditarie, ed infine all'influenza esercitata in primo luogo dal contesto sociale di appartenenza.

Un'ulteriore differenziazione dei disturbi dell'apprendimento, che ricalca quella precedente, suddivide le manifestazioni patologiche in due tipi, rispettivamente in disturbi *specifici* e *aspecifici*. I disturbi specifici dell'apprendimento sono deficit le cui caratteristiche sono dovute ad un danno di tipo organico, riconducibili quindi a specifiche lesioni o disfunzioni di aree cerebrali e dalle componenti patologiche ben delineate. I disturbi aspecifici dell'apprendimento sono meno marcati e l'origine del deficit non è di tipo organico (almeno individuabile), così come non è facile ed immediata l'attribuzione ad un determinato fattore (sia esso ambientale, personologico, temperamentale). Spesso questo tipo di disturbo è associato ad un più generico malfunzionamento cerebrale dell'individuo.

Eziologia dei disturbi dell'apprendimento

Il disturbo di apprendimento può dipendere da cause diverse. Come già accennato precedentemente, alcuni disturbi dell'apprendimento possono essere dovuti alla presenza di un danno di tipo organico, e dipendere quindi da lesioni cerebrali, di tipo congenito o acquisite, mentre altri disturbi si possono manifestare per fattori definiti non-organici, ma sempre determinati dal malfunzionamento delle strutture logico-linguistiche del soggetto, quali l'influenza del contesto socio-culturale, di quello familiare ed infine del supporto educativo.

I fattori organici causano disturbi dell'apprendimento definiti specifici, ovvero disturbi strettamente connessi all'area coinvolta nella lesione, alla funzione ed al meccanismo cognitivo compromesso. Tra i fattori organici più comuni vengono inclusi:

- *peso alla nascita* (il sottopeso è indicatore di problemi del SNC, ritardo dello sviluppo);
- *eventi in gravidanza e durante il parto* (assunzione di sostanze dannose, alcool, barbiturici, fumo, presenza di traumi o mancanza di ossigeno alla nascita);
- *fattori dell'ambiente esterno* (es. tossicità del piombo);
- *fattori genetici* (casi di disturbi dell'apprendimento in famiglia);
- *malattie infantili* (otite infantile, encefalite, forme di meningite).

I fattori non-organici che possono intervenire nella manifestazione di disturbi dell'apprendimento sono di ordine socio-culturale, familiare ed educativo. Nel fattore socio-culturale gli studiosi hanno mostrato come la condizione di svantaggio, in termini di basso livello culturale e sociale del contesto di appartenenza e spesso in presenza di difficoltà economiche stabilizzate, sia apparsa correlata alla presenza di difficoltà di apprendimento soprattutto nella capacità di lettura. Il fattore familiare ed educativo ha una incidenza maggiore nella manifestazione di comportamenti di iperattività come di comportamenti aggressivi dovuti alla esposizione a frustrazioni o a situazioni spiacevoli. Anche fattori legati alla qualità del sistema educativo adottato nel contesto in cui il soggetto è inserito, ad esempio scarsa presenza di comportamenti prosociali, inserimento in ambienti scolastici poco stimolanti o troppo distraenti riconducibili a varie ragioni, possono essere gli elementi che favoriscono e determinano la comparsa nel soggetto stesso di difficoltà nelle diverse fasi del processo di apprendimento; questo quadro peggiora in presenza di soggetti le cui abilità cognitive, ed in alcuni casi anche più genericamente intellettive (ad esempio presenza di ritardo mentale), siano già precedentemente compromesse dalla presenza di disturbi dell'apprendimento, spesso di tipo organico. A questi si aggiungono infine fattori emotivi e motivazionali che possono contribuire, seppure non in modo determinante, alla manifestazione di disturbi dell'apprendimento, soprattutto di lettura, scrittura e di calcolo. Nel periodo iniziale della scolarizzazione, difatti, nei soggetti con implicazioni emotive piuttosto evidenti sono riscontrabili difficoltà nel seguire i ritmi di apprendimento del restante gruppo classe, ma se debitamente supportate esse possono essere superate.

Classificazione dei disturbi dell'apprendimento

I disturbi dell'apprendimento possono essere di diversa natura, tipologia e livello di gravità. Le varie problematiche che si manifestano ed interferiscono nei meccanismi dell'apprendimento sono state differenziate tenendo conto del criterio definito di rilevabilità: alcune classificazioni dei disturbi di apprendimento che sono state elaborate dai ricercatori tengono conto in modo preponderante della situazione e del contesto nei quali il disturbo stesso si manifesta.

I disturbi dell'apprendimento possono essere di tipo scolastico, linguistico, cognitivo e neuropsicologico, di coordinazione motoria, oltre che di tipo comportamentale e sociale. Di seguito viene proposta una sintetica analisi delle componenti di ciascuna categoria evidenziata nello schema seguente (Fig. 7.1):

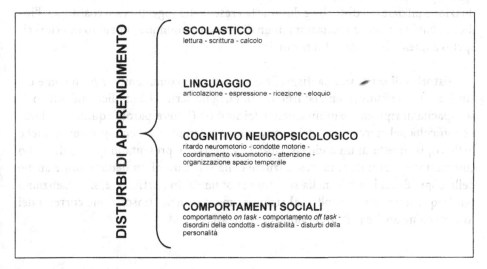

Fig. 7.1. Classificazione dei disturbi dell'apprendimento

Disturbi dell'apprendimento scolastico

Sono presenti in letteratura diverse categorie di disturbi dell'apprendimento di tipo scolastico, che vengono suddivisi in disturbi della *lettura*, della *scrittura* e del *calcolo*. Sono disturbi piuttosto noti, e nella maggioranza dei casi sono rilevabili nel periodo iniziale della scolarizzazione (scuola materna e in misura maggiore in quella elementare).

Disturbo di lettura. La capacità di lettura è un prerequisito fondamentale in quanto attraverso questa procedura il soggetto acquisisce una serie di conoscenze e la presenza di deficit in questa abilità comporta importanti limitazioni alla possibilità di poter seguire uno sviluppo cognitivo secondo i tempi e le modalità più comuni. Nella letteratura scientifica il disturbo di lettura è la manifestazione maggiormente studiata e spesso si associa (è preceduta) alla *disfasia evolutiva*.

Il disturbo della lettura che viene indicato come dislessia evolutiva (DE) è un disturbo di automatizzazione delle procedure di transcodifica dei simboli del codice scritto nei corrispondenti elementi fonologici; è un disturbo che emerge all'inizio del percorso scolastico e non è associato alla manifestazione di altre patologie. In particolare, i soggetti con dislessia evolutiva presentano difficoltà sia in compiti di codifica fonologica sia in quelli di recupero dell'informazione codificata in memoria. Spesso il disturbo si manifesterebbe non solo nel compito di transcodifica simbolo-suono, ma anche nell'utilizzo stesso dei codici fonologici per mantenere l'informazione verbale nella memoria di lavoro, il cui effetto è una non-sufficiente consapevolezza della struttura fonologica utilizzata. Durante l'esecuzione di un compito di lettura la presenza del disturbo è evidenziabile attraverso l'utilizzo di indicatori quali indici di accuratezza e velocità di decodifica, nonché di abilità di comprensione; inoltre la velocità di transcodifica risulta assumere un ruolo discriminante nella individuazione iniziale del disturbo e durante la crescita del soggetto essa costituisce l'indice in base al quale le prestazioni di un dislessico comunque appaiono inferiori rispetto a quelle di un soggetto normale.

Disturbo di scrittura. La disgrafia è un disturbo comunemente noto come disturbo della scrittura; è un disturbo del linguaggio scritto ed implica difficoltà nella capacità di riprodurre graficamente dei simboli (lettere-parole); quindi si rilevano difficoltà nel meccanismo della conversione automatica fonema-grafema o anche nella copia diretta di un codice scritto. I soggetti che presentano questo disturbo commettono errori durante l'esecuzione della scrittura di un dettato, come anche della copia di un brano o nella scrittura spontanea. In particolare, si evidenziano più frequentemente difficoltà nel riconoscimento e nella trascrizione corretta dei fonemi come anche nella omissione degli stessi.

Disturbo di calcolo. Il disturbo di apprendimento nell'aritmetica, o di calcolo, si manifesta nella difficoltà di comprendere ed anche di utilizzare il linguaggio aritmetico e matematico. Il disturbo di calcolo può manifestarsi nelle prime fasi dell'apprendimento della matematica, come anche in quelle più avanzate dello sviluppo e delle competenze cognitive ed intellettive. Le più frequenti manifestazioni patologiche individuate tra i disturbi del calcolo sono le discalculie o acalulie. Diverse sono le classificazioni del disturbo del calcolo, ma attualmente viene utilizzata quella elaborata da D.J. Johnson e H.R. Myklebust (1967) nella quale vengono evidenziati:

a) incapacità di stabilire una corrispondenza uno-a-uno;
b) incapacità di contare in maniera significativa;
c) difficoltà nell'associare stimoli uditivi e visivi;
d) difficoltà nell'apprendimento dei sistemi cardinale ed ordinale;
e) difficoltà nel visualizzare raggruppamenti di oggetti inclusi in un insieme più ampio;
f) difficoltà nel dimostrare l'apprendimento della quantità, difficoltà nell'eseguire semplici operazioni aritmetiche;
g) difficoltà del principio di conservazione nel comprendere e differenziare i segni indicati da operazioni diverse;
h) difficoltà nel comprendere il valore posizionale delle cifre;
i) difficoltà nell'eseguire e memorizzare la sequenza delle fasi che devono essere effettuate per portare a buon fine le diverse operazioni aritmetiche, difficoltà nel comprendere i principi della misurazione;
j) difficoltà nel leggere grafici, tabelle, carte geografiche;
k) difficoltà nello scegliere utili per la soluzione di svariati problemi aritmetici.

Come emerge dalla classificazione sopra riportata, il disturbo del calcolo può essere caratterizzato da differenti aspetti e difficoltà, e tuttavia appare evidente come il soggetto che genericamente manifesta un disturbo del calcolo mostri di non essere in grado di utilizzare il linguaggio matematico, in uno o più aspetti di esso; in particolare si evidenziano notevoli difficoltà nell'apprendere una forma espressiva composta da formule e passaggi logici differenti dal linguaggio d'uso comune.

Disturbi del linguaggio

In quest'area sono compresi i problemi di linguaggio sia orale che scritto. In particolare vengono inseriti qui i disturbi di linguaggio non dovuti a difficoltà cognitive, neuromotorie, sensoriali e relazionali. Non verranno tuttavia descritte le problematiche relative ai disturbi "secondari" del linguaggio, dal momento che essi dipendono da condizioni cognitive complesse quali ritardo mentale, disturbi relazionali, sordità, ipoacusia o paralisi cerebrale infantile che, dovuti principalmente al malfunzionamento del sistema nervoso centrale, non rappresentano un deficit specifico della funzione linguistica. Nei disturbi specifici di linguaggio sono comprese condizioni cognitive che fanno riferimento alla compromissione fonologica (dislalia combinatoria) e alla compromissione morfosintattica (disfasia evolutiva). La dislalia combinatoria è un disturbo del linguaggio caratterizzato da uno sviluppo fonologico rallentato e confuso che si manifesta con una difficoltosa differenziazione degli articolemi all'interno di ciascuna parola; spesso i soggetti tendono a fondere gli articolemi insieme a quelli successivi, pronunciando quindi parole incomprensibili. In questo quadro linguistico lo sviluppo lessicale risente delle difficoltà fonologiche presentando atipie morfologiche nel vocabolario; compaiono anche difficoltà nella differenziazione semantica, per cui si manifestano parafasie semantiche, cioè vengono prodotte parole che non sono quelle corrette, ma semanticamente legate a quella da pronunciare (ad esempio il soggetto usa la parola "tavolo" mentre la parola esatta è "sedia"), e *amnesie nominum*, cioè "smemoratezza" nella denominazione degli oggetti o nella produzione spontanea di parole. Nella dislalia combinatoria lo sviluppo morfosintattico non appare compromesso in modo evidente. Nell'apprendimento della parola scritta, il soggetto che mostra un importante disturbo dello sviluppo fonologico tende a mostrare anche difficoltà nel processo di conversione grafema-fonema, la cui influenza si eserciterà nell'apprendimento della scrittura e quindi nella trascrizione del codice linguistico. La disfasia evolutiva è un ulteriore disturbo specifico del linguaggio che si manifesta con difficoltà nell'uso della grammatica: quando parlano i soggetti non sono in grado di usare i "funtori" grammaticali, gli enunciati sono spesso senza predicato verbale e compare un uso atipico delle forme dei verbi all'infinito; inoltre il soggetto utilizza un numero limitato di frasi complesse. La disfasia evolutiva è una condizione caratterizzata da difficoltà nel controllo e nella produzione della sequenza di articolemi pur essendo in grado di individuarli singolarmente. Il soggetto che presenta una disfasia evolutiva tenderà a produrre singoli fonemi costitutivi della parte centrale della parola che intendeva pronunciare. In questa condizione, lo sviluppo lessicale è piuttosto compromesso e sono presenti difficoltà di tipo semantiche. La disfasia evolutiva mostra anche disgrammatismo grave (frequente omissione del verbo e dei morfemi grammaticali) e l'acquisizione delle strutture sintattiche avviene con notevole ritardo. In questo quadro la capacità narrativa risente della condizione generale di difficoltà e si presente fortemente limitata. Il coinvolgimento dello sviluppo morfosintattico ha ripercussioni sul piano logico-linguistico e comporta difficoltà nell'apprendimento di lettura e scrittura. Nell'ambito della competenza linguistica sono inoltre presenti disturbi di articolazione, di espressione, di ricezione ed infine di eloquio. Queste difficoltà, oltre a caratterizzare in modo deficitario la capacità linguistica del soggetto, hanno una forte incidenza sulle competenze proprie dell'area comunicativa e delle relazioni sociali.

Disturbo di Articolazione. Nel disturbo di articolazione sono inclusi i disturbi strumentali dovuti a disordini a carico del sistema audio-articolatorio, ovvero della percezione e pronuncia della parola; spesso questo disturbo è associato a condizioni cliniche e cognitive gravi e complicate (ad esempio paralisi cerebrale infantile) o a deficit linguistici secondari (ipoacusia); tuttavia, alcuni studiosi hanno rilevato la presenza del disturbo di articolazione in assenza di segni neurologici. G. Sabbadini (1999) riporta l'elaborazione di Grunwell, secondo il quale è necessario distinguere la difficoltà nel produrre dei suoni in tre livelli evolutivi:

1) livello di esecuzione o realizzazione dei movimenti articolatori (livello senso-motorio);
2) livello di organizzazione e pianificazione del programma articolatorio (livello prassico);
3) livello delle conoscenze fonologiche e loro organizzazioni (livello di rappresentazione dei suoni).

In base a questa ripartizione è possibile distinguere tra disordini della parola strettamente dipendenti da condizioni conseguenti a danni anatomici e neurofunzionali e disordini linguistici dovuti a danni dei meccanismi sottostanti la rappresentazione/formulazione del codice verbale, quindi difficoltà strettamente connesse al funzionamento ed all'elaborazione cognitiva del soggetto.

Disturbo dell'Espressione. Nel disturbo dell'espressione sono incluse le manifestazioni deficitarie che comprendono la capacità di fornire informazioni agli altri in modo adeguato, quindi sintetico ed allo stesso tempo esauriente e comunicativo. Frequentemente i soggetti che mostrano difficoltà in questa abilità presentano problemi nella fase di rielaborazione delle proprie informazioni e/o nel fornire le informazioni richieste dall'ambiente e nel rispondere ad esse mostrando di avere un *feedback* con il contesto; generalmente non si verificano difficoltà nella capacità di comprendere le informazioni. Gli studi hanno evidenziato che questi soggetti non presentano danni di tipo organico, per cui queste manifestazioni deficitarie non sono riconducibili a lesioni neurologiche ma vengono interpretate come disturbi prettamente funzionali che si generano a causa di alterazioni che avvengono nel corso dello sviluppo delle abilità linguistiche nei diversi stadi evolutivi.

Disturbo di Ricezione. È un disturbo caratterizzato da difficoltà nella capacità di comprensione verbale delle informazioni provenienti dal contesto; il soggetto quindi mostra di non essere in grado di recepire le informazioni e proprio in fase di *input* queste non vengono percepite e/o codificate adeguatamente. A questa tipologia di disturbo fa seguito la presenza di difficoltà secondarie nella capacità espressiva: il soggetto, non comprendendo quanto percepito, non risponde adeguatamente alle stimolazioni verbali.

Disturbo dell'Eloquio. Il disturbo dell'eloquio è caratterizzato da difficoltà nell'uso dei suoni verbali cui non sono associati tuttavia disturbi nello sviluppo delle abilità grammaticali e lessicali. In particolare, questo disturbo è caratterizzato da una produzione di suoni inappropriata rispetto all'età mentale e all'età cronologica.

Disturbi nello sviluppo cognitivo e neuropsicologico

In questo ambito vengono incluse le manifestazioni deficitarie che si verificano nel processo di apprendimento e che sono associate a condizioni cliniche e cognitive complesse, tra le quali le più frequenti sono: ritardo mentale, paralisi cerebrale infantile, ipoacusia, sordità. I disturbi di apprendimento che vengono rilevati sono definiti di tipo secondario dal momento che le difficoltà nelle diverse abilità cognitive e comportamentali coinvolte nell'apprendimento sono ascrivibili alla generale compromissione intellettiva o ad uno specifico deficit sensoriale. Spesso le manifestazioni patologiche sono presenti alla nascita e comportano, oltre a difficoltà in particolari abilità cognitive, anche deficit nello sviluppo delle competenze cognitive in termini di maturazione biologica ed intellettiva; i soggetti che presentano questa tipologia di disturbi dell'apprendimento mostrano complesse compromissioni delle abilità cognitive dovute all'azione di diverse variabili, spesso con un effetto moltiplicatore.

Disturbi comportamentali e sociali

Non è semplice riuscire ad individuare difficoltà comportamentali e sociali nei soggetti se non in associazione alle manifestazioni di problematiche legate ai disturbi di apprendimento.

   Problemi di Comportamento. In questa categoria vengono inclusi i disturbi dell'apprendimento la cui matrice è riconducibile alla presenza di disturbi del comportamento. Più specificatamente, W.N. Bender e J.K. Smith (1990) hanno individuato ben cinque categorie di comportamento problematico nei soggetti con disturbo dell'apprendimento:

- Comportamento *on-task* ⟶ comportamento centrato sul compito;
- Comportamento *off-task* ⟶ comportamento non centrato sul compito;
- Disordini della condotta ⟶ comportamenti distruttivi e interferenti nell'attività degli altri;
- Distraibilità ⟶ disattenzione o attenzione intervallata sul compito;
- Disturbi della personalità ⟶ comportamenti manifesti di apparente timidezza o chiusura in se stessi.

Secondo gli psicologi, i problemi comportamentali dei soggetti con disturbi d'apprendimento presentano variazioni qualitative nel tempo. Le differenze si manifestano nei primi anni delle classi elementari più che durante l'adolescenza e tendono a modificarsi in relazione alle condizioni emotive e relazionali offerte dal contesto. Il comportamento *on-task* è definito anche comportamento centrato sul compito, cui si contrappone il comportamento *off-task,* cioè non centrato sul compito: questi producono difficoltà nell'eseguire dall'inizio alla fine una specifica attività. Il disturbo della condotta è dato dalla difficoltà del soggetto nel mettere in atto comportamenti adeguati, presentando invece quelli di tipo distruttivo e che interferiscono con le richieste del contesto, arrecando fastidio e disagio negli altri. A questa tipologia si associano anche comportamenti dovuti alla distraibilità, i quali, benché non siano distruttivi, sono negativi per le prestazioni del soggetto ai fini dell'apprendimento. Infine possono manifestarsi anche disturbi della personalità, che determinano una condizione mentale e di conseguenza cognitiva più o meno patologica, che interferisce pesantemente con i processi ed i meccanismi dell'apprendimento.

Disturbo da Deficit di Attenzione/Iperattività. È la sindrome più significativa del disturbo di apprendimento che coinvolge il sistema comportamentale ed emozionale del soggetto; si riferisce ad una patologia evolutiva che si manifesta prima dei 5 anni di età, anche se viene solitamente evidenziata e diagnosticata quando il bambino fa il suo ingresso alla scuola materna o elementare. I soggetti affetti da disturbo di attenzione/iperattività appaiono irrequieti e mostrano comportamenti motori agitati o inadeguati per il raggiungimento di un obiettivo. Sono stati individuati tre sottotipi di disturbi: il disturbo da deficit attentivo con iperattività tipo disattento, quello di tipo iperattivo-impulsivo ed infine quello di tipo combinato.

Disturbo dell'Apprendimento Sociale. È stata evidenziata la presenza di difficoltà nelle relazioni sociali, soprattutto con i coetanei, associata al disturbo di apprendimento. I bambini con deficit di apprendimento sociale appaiono ovviamente meno inseriti nel gruppo, non suscitano empatia negli altri e sono più facilmente respinti e rifiutati rispetto ai compagni; inoltre presentano capacità di adattamento emotivo e sociale più basse e contemporaneamente livelli di ansia più elevati ed una maggiore chiusura in se stessi; infine si manifestano anche sintomi di tipo depressivo, spesso accompagnati da bassa autostima. È frequente in questi soggetti l'insuccesso scolastico, cui fa seguito la manifestazione di difficoltà emotive e sociali. Questo tipo di disturbo di apprendimento è spesso dovuto a patologie neurologiche.

Studio dei disturbi dell'apprendimento

Oltre allo sforzo di tipo nosografico, sono state proposte metodiche di studio che tendono ad individuare i fattori critici in grado di evidenziare in modo affidabile ed accurato il più precocemente possibile o nelle fasi iniziali il manifestarsi della patologia. Così, le metodiche proprie della psicometria, del cognitivismo, della neuropsicologia clinica e cognitiva nonché della psicologia dello sviluppo sono state utilizzate in modo indipendente e integrato tra loro. In particolare, sono stati presi in considerazione l'abilità di denominazione, di ripetizione mentale, di elaborazione linguistica, i vari sistemi della memoria, l'attenzione. Gli aspetti che sono stati più studiati riguardano la memoria di lavoro, la consapevolezza fonologica, la metacognizione e la velocità di elaborazione. Ad esempio, facendo riferimento all'elaborazione teorica di A.D. Baddeley (1990), la memoria di lavoro, intesa quale sistema utilizzato in una varietà di compiti della vita quotidiana, consente il mantenimento temporaneo delle informazioni. Sono stati presi in esame i meccanismi che la sottendono e l'applicazione del *loop* articolatorio: questo è definito come il sottosistema di mantenimento nella memoria a breve termine delle informazioni linguistiche ed articolatorie, impegnato nella lettura, nel calcolo, nella produzione linguistica; i deficit di questa componente mnesica possono essere responsabili dei disturbi dell'apprendimento di lettura e di linguaggio.

Secondo le analisi condotte da J.R. Torgesen (1988) su differenti prove di memoria a breve termine, i migliori indici per la misurazione della codifica fonologica sono considerati la velocità di denominazione e la velocità articolatoria.

Il concetto di memoria di lavoro fonologica è in relazione con l'ipotesi che il successo nell'apprendimento della lettura sia largamente influenzato dalla cosiddetta "consapevolezza fonologica", intesa fondamentalmente come comprensione della struttura linguistica interna alle parole.

Un altro aspetto che ha assunto notevole rilevanza nello studio dei disturbi dell'apprendimento è costituito dal ruolo esercitato dalle strategie e dalla metacognizione nel soggetto con disturbi dell'apprendimento. Numerose osservazioni mostrano che molti soggetti con disturbo dell'apprendimento hanno una conoscenza inadeguata della natura dei processi richiesti, operano un insufficiente controllo sulle proprie attività cognitive e non conoscono o non esibiscono al momento opportuno le strategie richieste o più opportune.

R. Kail (1986) ha proposto di differenziare il funzionamento cognitivo in base ad una capacità generale di elaborazione dell'informazione. È indubbio che buona parte degli apprendimenti si basa sulla velocità di esecuzione di una varietà di processi che si susseguono e/o si integrano. L'assunzione che l'efficienza nell'esecuzione di tutti questi processi sia basata su un unico meccanismo (ipotesi globale) si oppone all'idea largamente diffusa per cui ciascun processo presenta in un individuo una sua specifica efficienza e velocità di esecuzione (ipotesi specifica al compito).

Un modello teorico di riferimento di tipo neuropsicologico, nel quale i processi di apprendimento vengono indagati sulla base di presupposti esecutivi e sui correlati neurologici, indirizza la ricerca verso l'individuazione dei livelli e delle componenti del processo cognitivo responsabili dei disturbi dell'apprendimento. Al di là della possibile ed utile classificazione dei disturbi, individuare le componenti responsabili del deficit è di importanza fondamentale per la strutturazione dell'intervento di tipo riabilitativo. Per arrivare a questo è necessaria un'attenta valutazione delle abilità cognitive del soggetto con disturbi dell'apprendimento.

Valutazione e trattamento dei disturbi dell'apprendimento

Tra le diverse aree di studio, quella relativa alla valutazione del disturbo di apprendimento costituisce un ambito molto importante per l'approfondimento tematico e funzionale delle capacità cognitive coinvolte nel processo di acquisizione delle informazioni, sia nei soggetti normodotati che in quelli con patologie neurologiche e/o mentali. Di interesse paragonabile appaiono le sperimentazioni cliniche dei trattamenti riabilitativi e rieducativi in soggetti che presentano deficit in una o più abilità intellettive, al fine di mettere a punto percorsi specifici di supporto e strutturare piani d'intervento adeguati e funzionali al potenziamento delle abilità cognitive residue ed al miglioramento di quelle deficitarie. Nella letteratura sono riportate proposte di intervento indirizzate alle differenti abilità cognitive affette dal deficit cognitivo e/o comportamentale; i dati riportati evidenziano le modificazioni ed i miglioramenti dei soggetti sottoposti ad essi sia nelle specifiche *performance* cognitive, sia nella globalità delle funzioni comportamentali.

Verranno brevemente illustrate diverse tecniche d'indagine e varie metodiche applicate più di frequente nella pratica clinica (o nella ricerca sperimentale) per l'individuazione sia del disturbo di apprendimento sia delle sue conseguenze, seguite da un breve accenno alla riabilitazione.

Valutazione

La valutazione del danno cognitivo in termini di funzione è il momento iniziale e principale di tutto il processo che si struttura in presenza di un disturbo di apprendimento e si articola in diagnosi, trattamento, verifica, mantenimento; la valutazione ha un ruolo fondamentale nel trattamento riabilitativo poiché consente di acquisire il maggior numero di informazioni possibile relative alle reali condizioni di disturbo e/o di difficoltà del sistema intellettivo del soggetto e quindi di avere una conoscenza il più completa possibile delle caratteristiche cognitive del singolo soggetto e delle sue potenzialità; inoltre, attraverso il processo valutativo vengono individuate le funzioni e le abilità cognitive integre e non direttamente coinvolte nel disturbo manifestatosi, in grado quindi di influenzare e favorire un funzionamento ottimale delle capacità cognitive del soggetto. I disturbi dell'apprendimento possono essere valutati tramite tecniche di osservazione, strumentazioni cliniche e metodiche psicometriche. In letteratura sono presenti scale di osservazione, *check-list*, test e prove che consentono di misurare le specifiche abilità di apprendimento. Le figure professionali che operano in questa e nelle altre fasi sono diverse: il neurologo, il neuropsicologo, lo psicologo, il terapista, il logoterapista, l'educatore, l'insegnante di sostegno; questi operatori indagano le difficoltà a diversi livelli, utilizzando strumenti differenti. Il procedimento è finalizzato all'individuazione della tipologia d'intervento più appropriata da strutturare per ogni singolo soggetto. All'inizio del processo lo psicologo, il neurologo e/o il neuropsicologo formulano la diagnosi, ovvero rilevano la presenza di un disturbo cognitivo e/o comportamentale ed il livello di gravità dello stesso. Il momento diagnostico non si limita alla rilevazione dei disturbi funzionali, ma ricerca anche la causa del disturbo, o *locus* funzionale e delinea gli effetti del disturbo riscontrato sulle abilità e competenze cognitive del soggetto, tenendo conto sia delle aree cerebrali eventualmente sede di lesioni, sia delle competenze residue, ovvero di quelle capacità non interessate dal disturbo e quindi integralmente o potenzialmente funzionanti. La "diagnosi funzionale" del disturbo di apprendimento ha lo scopo di favorire l'integrazione delle diverse figure professionali che intervengono sui soggetti con disturbi di apprendimento. In sostanza, la diagnosi funzionale è l'insieme delle informazioni che si ottengono tramite la rilevazione e misurazione delle abilità cognitive e delle loro specifiche funzionalità dal punto di vista delle competenze scolastiche, cliniche e sociali. Sulla base di queste informazioni si procede poi a strutturare e pianificare l'intervento riabilitativo, educativo e di sostegno scolastico. La conoscenza delle specifiche competenze cognitive e comportamentali del soggetto (danneggiate o nella norma), consente ai vari operatori di stabilire i gradi di difficoltà iniziali, intermedi e finali del trattamento da somministrare. La valutazione del disturbo dell'apprendimento diviene quindi uno strumento efficace per il trattamento stesso del disturbo e costituisce inoltre il mezzo per verificare il miglioramento, o meno, delle *performance* del soggetto in termini di rieducazione delle abilità deficitarie, di potenziamento di quelle residue, di acquisizione di strategie alternative.

Osservazione

Uno dei metodi più frequentemente utilizzati sia in clinica che nella ricerca è l'osservazione. Questo metodo d'indagine consente di valutare il comportamento del soggetto, sia in situazioni individuali che nell'interazione con il contesto. È possibile quindi studiare le risposte del soggetto alle stimolazioni esterne, come le interpreta e come si adatta ai vari mutamenti che possono intervenire. Nell'osservazione è necessario attenersi ad una procedura rigida, tale da consentire la rilevazione di informazioni oggettive, non influenzate (per quanto è possibile) dal giudizio dell'esaminatore. Gli ambiti nei quali viene utilizzata l'osservazione sono diversi: il comportamento d'interazione tra coetanei, lo scambio sociale, il comportamento aggressivo, la capacità relazionale; anche le capacità linguistiche possono essere studiate: in particolare, sono sottoposte ad indagine le caratteristiche del linguaggio orale spontaneo del soggetto in interazione con i coetanei e/o con gli adulti; le situazioni che possono essere strutturate per consentire la rilevazione del linguaggio spontaneo sono il gioco, la richiesta di informazioni ed anche le modalità di richiesta di soddisfacimento dei propri bisogni.

L'osservazione può essere di tipo "naturalistico" o "controllato". Quella naturalistica consente di valutare e misurare il comportamento del soggetto inserito nel suo ambiente, ma non ci permette di operare un controllo stretto delle variabili che agiscono nel contesto. L'osservazione controllata è strutturata in modo da operare una selezione delle variabili oggetto d'interesse e viene svolta in un ambiente adeguato e con un numero di distrattori il più contenuto possibile. Spesso viene utilizzato uno specchio unidirezionale per limitare l'intrusione dell'esaminatore/osservatore nell'ambiente; nei casi in cui l'osservatore è presente, deve rimanere sullo sfondo; tuttavia, in entrambi i casi è richiesta una familiarizzazione tra osservatore e soggetto per evitare imbarazzo o comportamenti misurati e controllati, quindi non spontanei. La scelta di un tipo di osservazione rispetto all'altro scaturisce dalle necessità dell'indagine e dalla complessità dei fattori che devono essere approfonditi. I dati delle osservazioni (usualmente videoregistrazioni) possono poi essere sottoposti a più giudici, che valutano separatamente le rilevazioni effettuate, servendosi di *check-list*.

Test di abilità

I test psicologici, come sappiamo, sono gli strumenti che consentono (in questo caso specifico) di misurare in modo obiettivo le diverse competenze cognitive ed abilità comportamentali del soggetto. Questi strumenti possono avere un valore predittivo e diagnostico, ovvero possono fornire informazioni circa la gravità del danno e l'entità del conseguente coinvolgimento cognitivo rispetto all'abilità compromessa ed alle abilità residue; l'utilizzo dei test psicologici non è limitato al momento della diagnosi iniziale, ma si estende anche all'intervento riabilitativo, per valutare l'efficacia degli interventi riabilitativi strutturati ed eseguiti sul soggetto.

Alcuni test sono specifici per la valutazione del deficit di apprendimento di tipo scolastico e delle abilità di comunicazione. Accenneremo a questi, tralasciando i test neuropsicologici di valutazione delle abilità cognitive più noti, che sono comunque impiegati in questo ambito per valutare ad esempio memoria, attenzione, abilità visuocostruttive, comprensione orale.

Valutazione delle difficoltà di lettura. Le prove che vengono utilizzate per valutare le prestazioni del soggetto tengono conto come sempre dell'età cronologica, del livello cognitivo raggiunto e della fase di scolarizzazione. Queste prove, seppure con accenti diversi, vanno comunque ad indagare i diversi fattori che intervengono nel processo di lettura. In particolare, vengono testate le

Difficoltà nell'Apprendimento della Lettura:
- omissioni, sostituzioni, distorsioni o addizioni di parole o parti di parole;
- lentezza della lettura;
- false partenze, lunghe esitazioni o perdita della posizione nel testo e stile inaccurato;
- inversione di parole nelle frasi o di lettere all'interno delle parole.

Difficoltà nella Comprensione della Lettura:
- incapacità di ricordare le cose lette;
- incapacità di trarre conclusioni o inferenze dal materiale letto;
- uso di conoscenze di carattere generale piuttosto che dell'informazione derivante dalla lettura, nel rispondere a quesiti su quanto letto.

Nell'analisi delle caratteristiche delle difficoltà che emergono nel processo di lettura, il soggetto può manifestare diversi tipi di errori.

Tra le prove italiane costruite per la valutazione del disturbo della lettura, quelle più utilizzate sono la "Prova di Velocità e Correttezza di Lettura" (Cornoldi C e coll.,1981), la "Batteria per la Valutazione della Dislessia e della Disortografia Evolutiva" (Sartori G e coll., 1995), la "Prova di Comprensione di Lettura" (Cornoldi C, Colpo G, 1998), la "Prova Multidimensionale di Vocabolario" (Boschi F e coll., 1989).

La Prova di Velocità e Correttezza di Lettura è un test che consente di misurare la capacità del soggetto di leggere ad alta voce con tempi di lettura adeguati all'età ed al grado di sviluppo raggiunto. Vengono raccolti tramite scheda di registrazione gli errori commessi e l'intervallo di tempo impiegato per completare il compito. Per individuare l'indice di correttezza della lettura vengono poi analizzati gli errori commessi dal soggetto e vengono distinti in errori fonologici ed errori semantici.

La Batteria per la Valutazione della Dislessia e della Disortografia Evolutiva è una serie di prove per la misurazione della capacità di decodifica nella lettura e di competenza ortografica nella scrittura. La batteria è composta di 12 subtest per la misurazione del processo di lettura in termini di conversione grafema-fonema, del lessico, del processo di lettura senza contesto sintattico e semantico, del modo indiretto di lettura, della lettura di parole con pronuncia irregolare e del processo di scrittura nell'efficienza ortografica, nel modo sia diretto che indiretto; gli indici per la correzione delle *performance* del soggetto sono gli errori commessi, discriminati in errori fonologici e non-fonologici, e rapidità di esecuzione del compito corretto in base all'età cronologica ed al livello intellettivo raggiunto.

Le Prove di Comprensione del Testo sono più prove adatte alle diverse fasce scolastiche. Consentono di misurare la capacità di capire le informazioni acquisite tramite la lettura silente. Al soggetto viene chiesto di riferire quanto compreso dal brano letto in silenzio. Gli indici per la correzione della prestazione del soggetto sono la comprensione lessicale, morfosintattica e di struttura.

La Prova Multidimensionale di Vocabolario è un test che consente di misurare le abilità lessicali e morfosintattiche del soggetto.

Valutazione delle Difficoltà di Scrittura. La valutazione delle difficoltà di scrittura è possibile tenendo conto della capacità di compitazione relativamente all'età del soggetto, al livello intellettivo raggiunto ed alla fase di scolarizzazione. Le prove costruite per la misurazione delle capacità di scrittura sono la "Batteria di Valutazione della Scrittura e della Competenza Ortografica" (Tressoldi PE, Cornoldi C, 1991), la "Valutazione delle Abilità di Scrittura" (Giovanardi Rossi P, Malaguti T, 1994) e la "Batteria per la Valutazione della Dislessia e della Disortografia Evolutiva" (Sartori G e coll., 1995) descritta sopra. Tutti questi test prevedono prove di dettato, di copia, di composizione e variano in accordo con la classe scolastica frequentata.

Valutazione del disturbo di calcolo. Le batterie in uso nella pratica clinica che misurano le capacità aritmetiche e di calcolo sono: "Prove Oggettive di Valutazione della Matematica per la Scuola dell'Obbligo" (Nucleo di Ricerca Didattica della Matematica, 1994), "Valutazione delle Abilità matematiche" (Giovanardi Rossi P, Malaguti T, 1994) ed il "Test delle Abilità di Calcolo Aritmetico" (Lucangeli D e coll., 1998).

Le Prove Oggettive di Valutazione della Matematica per la Scuola dell'Obbligo consiste in una batteria di prove che tendono a misurare le capacità matematiche quali quelle inerenti all'artimetica, alla geometria e alla logica, competenze ritenute indispensabili dalle direttive ministeriali della Pubblica Istruzione. Questo strumento è particolarmente indicato per la misurazione del pensiero matematico nell'ambito prettamente scolastico.

La Valutazione delle Abilità Matematiche è composta da prove finalizzate alla verifica della capacità simboliche, logico-operatorie, di calcolo e di ragionamento aritmetico. È utilizzato anche per la misurazione delle prestazioni non solo del singolo individuo ma anche delle prestazioni del gruppo classe.

Il Test delle Abilità di Calcolo Aritmetico consente di misurare le competenze individuali in relazione alle tre macrocomponenti cognitive di comprensione del numero, della produzione e del calcolo, ed in particolare alla transcodifica, cioè la capacità di lettura-scrittura dei numeri.

Valutazione della competenza comunicativa. Le prove ed i test utilizzati nella pratica clinica sono i seguenti: il "Questionario sullo Sviluppo Comunicativo e Linguistico nel Secondo Anno di Vita" (Camaioni L e coll.,1992), la "Prova di Comunicazione Referenziale" (Camaioni L e coll., 1995), il "Test del Primo Linguaggio" (Axia G, 1993).

Il Questionario sullo Sviluppo Comunicativo e Linguistico nel Secondo Anno di Vita è un test che può essere utilizzato in ambito diagnostico e clinico e viene applicato quale strumento di *screening* per eseguire controlli e monitoraggi su campioni a rischio, e valuta inoltre la capacità del bambino di comunicare precocemente e di utilizzare gli strumenti comunicativi.

La Prova di Comunicazione Referenziale è un test che consente di misurare le capacità del soggetti di produrre messaggi adeguatamente informativi sia nel ruolo di ascoltatori che di parlanti. In particolare, questo strumento misura l'abilità di mettere in relazione il messaggio, il significato ed il referente.

Il Test del Primo Linguaggio è un metodo che valuta lo sviluppo linguistico ed è in grado di fornire informazioni ampie sulle principali abilità linguistiche fin nelle fasi precoci dello sviluppo, e nonché sulla capacità del soggetto di fornire e recepire le informazioni sia in fase di *input* che *output*. È composto da 3 scale: di pragmatica, di semantica e di sintassi (con prove di comprensione, di produzione linguistica e di vocabolario).

Intervento nei disturbi dell'apprendimento

I disturbi dell'apprendimento tendono a perdurare nel corso della vita del soggetto, in relazione alla loro eziologia ed alla loro severità. L'efficacia dei programmi di trattamento, a sua volta, dipende dalla tipologia e dalla gravità del caso.

In letteratura e nella pratica clinica sono presenti numerosi trattamenti riabilitativi ed educativi che consentono di intervenire sulle diverse tipologie di disturbi di apprendimento per favorire nel soggetto l'acquisizione di strategie alternative e/o di modalità di apprendimento facilitate.

Nell'ambito del trattamento riabilitativo, gli interventi possono essere suddivisi in base all'oggetto del trattamento e alla modalità del trattamento. Gli interventi sulla prestazione tendono a migliorare o rafforzare l'abilità risultata deficitaria, attraverso l'utilizzo di un aumento del numero delle ripetizioni dello stesso comportamento e la ricerca di soluzioni cognitive complementari. Nello specifico, l'intervento sui meccanismi che determinano la prestazione non si limita ad esercitare la prestazione deficitaria ma si propone di promuovere gli elementi che nel loro insieme la costituiscono. Questo tipo di intervento ha i vantaggi di operare in base a criteri più fini, con la sicurezza di lavorare su tutte le variabili più semplici e di consentire interventi mirati laddove si trovi opportuno lavorare solo su una o poche componenti dell'abilità complessiva.

In ambito educativo e soprattutto ad uso degli insegnanti sono state sviluppate numerose proposte di didattica che possono affiancare gli interventi riabilitativi. Va precisato che, a differenza degli interventi riabilitativi, quelli educativi non si basano su modelli di funzionamento o su analisi del disturbo, né presentano misurazioni oggettive che ne validino in modo scientifico la specificità ed efficacia. Tuttavia, l'efficacia dell'intervento specificamente educativo è supportata dalla valenza ecologica e di inserimento nel contesto più armonioso: secondo gli ultimi indirizzi di studio, i programma riabilitativi devono essere modularmente integrati da interventi di tipo educativo al fine di favorire nel soggetto che presenta problematiche cognitive comportamenti e risposte cognitive che si avvalgono delle strategie apprese e dei traguardi raggiunti nel *setting* terapico. In sostanza, l'intervento educativo assolve al difficile compito di rendere il soggetto più elastico rispetto ai diversi trattamenti cognitivi e di generalizzare il più correttamente possibile rispetto alle richieste del contesto.

Ma quali sono le tappe che vengono seguite nella strutturazione e quindi nella programmazione dell'intervento, indipendentemente della tipologia (riabilitativa o educativa)? Meazzini e Fagetti (1997) hanno elaborato una *flow-chart*, o schematizzazione, delle tappe fondamentali necessarie per eseguire la programmazione di un intervento. Secondo lo schema proposto dagli autori, la programmazione di un intervento di terapia prevede i seguenti *step*: individuazione ed introduzione del soggetto nel percorso di terapia (*input*) e valutazione delle specifiche capacità cognitive (*assessment*); di qui si stabiliscono gli ambiti entro i quali l'operatore porrà la propria attenzione e le aree cognitive di intervento stabilendo gli obiettivi ed i sottobiettivi a breve, medio e lungo termine (formulazione degli obiettivi); da questo punto prende corpo l'intervento vero e proprio attraverso l'individuazione delle strategie adeguate per la stimolazione del soggetto (implementazione delle strategie); la durata dell'intervento è stabilita dagli obiettivi prefissati ed al termine di essi è necessario sottoporre il soggetto ai controlli (verifica); infine, la verifica delle condizioni cognitive del soggetto basata sul confronto tra le sue prestazioni iniziali e quelle finali fornisce il quadro dell'avvenuto raggiungimento o meno degli obiettivi individuati e perseguiti nel trattamento (obiettivi raggiunti). Sulla base dei risultati raggiunti dal soggetto l'operatore è in grado di valutare l'andamento ed il successo dell'intervento, verificando gli obiettivi raggiunti; nel caso in cui il soggetto non abbia acquisito integralmente tutte le strategie proposte, l'operatore riprogramma l'intervento in funzione di un adeguamento e di una ridefinizione dei modelli proposti.

Bibliografia

Ammassari-Teule M, Save E, de Marsanich B, Thinus-Blanc C (1998) Posterior parietal cortex lesions severely disrupt spatial learning in DBA mice characterized by a genetic hippocampal disfunction. Behav Brain Res, 95(1):85-90

Axia G (1993) La Valutazione del Linguaggio da 1 a 3 anni. Strumenti e Metodi. Imago 1:89-100

Baddeley AD (1990) Human Memory. Theory and Practice. Erlbaum, Hove

Bandura A (1962) Social learning through imitation. In: Jones MR (ed.), Nebraska Symposium on motivation. University of Nebraska Press, Lincoln

Bandura A (1965a) Vicarious process: a case of no trial learning. In: Berkowits L (ed.), Advances in experimental social psychology, vol. II. Academic Press, New York

Bandura A (1965b) Influence of model's reinforcement contingencies on the acquisition of imitative responces. Journal of Personality and Social Psychology, 1:589-595

Bear MF, Connors BW, Paradiso A (2002) Neuroscienze. Esplorando il cervello. Ed. italiana a cura di Casco C, Petrosini L. Masson, Milano

Bender WN, Smith JK (1990) Classroom behavior of children and adolescents with learning disabilities: a meta analysis. Journal of Learning Disabilities, 23:298-305

Berthoz A (1997) Parietal and hippocampal contribution to topokinetic and topographic memory. Philos Trans R Soc (London), 352(1360):1437-1448

Bliss TVP, Lømo T (1973) Long-lasting potentiation of synaptic transmission in the dentate area of the anaesthetised rabbit following stimulation of the perforant path. J Physiol 232:331-356

Boschi F, Aprile I, Scibetta I (1989) Prove Multidimensionali di Vocabolario. Organizzazioni Speciali, Firenze

Boulton CL, Southam E, Gartwaite J (1995) Nitric oxide-dependent long-term potentiation is blocked by aspecific inhibitor of soluble guanylyl cyclase. Neurosci 69:699-703

Camaioni L, Caselli MC, Volterra V, Lucenti S (1992) Questionario sullo Sviluppo Comunicativo e Linguistico nel Secondo Anno di Vita. Organizzazioni Speciali, Firenze

Camaioni L, Ercolani AP, Lloyd P (1995) PCR: Prova di Comunicazione Referenziale. Organizzazioni Speciali, Firenze

Canestrari R (1988) Psicologia generale e dello sviluppo. CLUEB, Bologna

Carlson NR (2002) Fisiologia del comportamento. Ed. italiana a cura di Petrosini L, De Gennaro L, Guariglia C Piccin, Padova

Castellucci VF, Kandel ER (1974) A quantal analysis of the synaptic depression underlying habituation of the gill-withdrawal reflex in Aplysia. Proceedings of the National Academy of Science, USA 77:7492-7496

Collie R, Hayne H (1999) Deferred imitation by 6- and 9- month-old infants: more evidence for declarative memory. Dev Psychobiol 35:83-90

Cornoldi C, Colpo G (1998 Prove MT per la Scuola Elementare. Organizzazioni Speciali, Firenze

Cornoldi C, Colpo G, Gruppo MT (1981) La Verifica dell'Apprendimento della Lettura. Organizzazioni Speciali, Firenze

Davis S, Butcher SP, Morris RGM (1992) The NMDA receptor antagonist D-amino-S-phosphono-pentanoate (D-AP5) impairs spatial learning and LTP in vivo ai intracerebral concentrations comparable to those that block LTP in vitro. Neurosci 12:21-34

Di Mattia BD, Kesner RP (1988) Spatial cognitive maps: differential role of parietal cortex and hippocampal formation. Behav Neurosci 102:471-480

Doyon J, Gaudreau D, Laforce R Jr, Castonguay M, Bedard PJ, Bedard F, Bouchard JP (1997) Role of the striatum, cerebellum, and frontal lobes in the learning of a visuomotor sequence. Brain Cogn 34:218-245

Eichenbaum H (1992) The hippocampal system and declarative memory in animals. J Cogn Neurosci 4:217-231

Eichenbaum H (2001) The hippocampus and declarative memory: cognitive mechanisms and neural codes. Behav Brain Res 127:199-207

Eichenbaum H, Cohen NJ (2001) From Conditioning to Conscious Recollection: Memory Systems of the Brain. Oxford University Press, New York

Fagan JE (1984) Infant memory: history, current trends, relations to cognitive psychology. In: Moscovitch M (ed.), Advances in the study of communication and affect, vol. IX. Plenum Press, New York

Faglioni P (1995) Il lobo frontale. In: Denes G, Pizzamiglio L Manuale di Neuropsicologia. Zanichelli, Bologna

Ferrarsi Oliverio A (1994) Insegnare la TV. Casa Editrice Valore Scuola, Roma

Ferrarsi Oliverio A, Liuzzo ML, Panier Bagat M, Pilleri Senatore R (1991) Teorie dello sviluppo cognitivo e affettivo. Bulzoni Editore, Roma

Frabboni F (1991) La scuola dell'infanzia. La prima frontiera dell'educazione. La Nuova Italia, Firenze

Gabrieli JD, Brewer JB, Poldrack RA (1997) Images of medial temporal lobe functions in human learning and memory. Neurobiol Learn Mem 70:275-283

Gagnè RM (1965) The condition of learning. Rinehart & Winston, New York

Giovannardi Rossi P, Malaguti T (1998) Valutazione delle Abilità di Scrittura. Erickson, Trento.

Giuditta A a cura di (1992) Apprendimento e memoria. Pythagora Press, Milano

Goldman-Rakic PS (1990) Cellular and circuit basis of working memory in prefrontal cortex of non human primates. Progress in Brain Research 85:325-336

Goldman-Rakic PS (1995) Architecture of the prefrontal cortex and the central executive. Ann NY Acad Sci 769:71-83

Graziano A, Leggio MG, Neri P, Mandolesi L, Molonari M, Petrosini L (2002) Learning power of single behavioral units in acquisition of a complex spatial behavior: an observational learning study in cerebellar-lesioned rats. Behav Neurosci 116:116-125

Hebb D (1949) The Organization of Behavior. Wiley, New York

Hilgard ER, Bower GH (1970) Le teorie dell'apprendimento. Franco Angeli, Milano

Humphrey G (1933) The nature of learning in its relation to living system. Harcourt Brace & World, New York

Ito M (1989) Long-term depression. Annu Rev Neurosci 12:7-8

Jarrard LE (1968) Behaviour of hippocampal lesioned rats in home cage and novel situations. Physiol Behav 3:65-70

Jarrard LE, Okaichi H, Steward O, Goldschmidt RB (1984) The role of hippocampal connections in the performance of place and cue tasks: comparisons whit damage to hippocampus. Behav Neurosci 6:946-954

Jarrard LE (1993) On the role of hippocampus in learning and memory in the rat. Behav Neural Biol 60:9-26

Johnson DJ, Myklebust HR (1967) Learning Disabilities. Grunne Stratton, New York

Kagan J (1984) The nature of the child. Basic Books, New York

Kail R (1986) Sources of age differences in speed of processing. Child Development, 57:969-987

Kandel E., Hawkins R.D. (1992). Apprendimento e individualità: le basi biologiche. Le Scienze, 291: 49-59

Kandel ER, Schwartz JH, Jessel TM (1998) Principi di Neuroscienze. Ed. italiana a cura di Perri V, Spidalieri G. Casa Editrice Ambrosiana, Milano

Kempermann G, Kuhn HG, Gage FH (1998) Experience-induced neurogenesis in the senescent dentate gyrus. Neurosci 18:3206-3212

Koffka K (1935) Principles of Gestalt Psychology. Harcourt Brace & World, New York

Kohler I (1963) The formation and transformation of the perceptual world. Psychological Issues, 3, (Numero Monografico)

Kohler W (1947) Gestalt Psychology – An introduction to new concepts in modern psychology. Liveright, New York

Kupfermann I (1998) L'apprendimento e la memoria. In: Kandel ER, Schwartz JH, Jessel TM. Principi di Neuroscienze. Casa editrice Ambrosiana, Milano

Leggio MG, Neri P, Graziano A, Mandolesi L, Molinari M, Petrosini L (1999) Cerebellar contribution to spatial event processing: characterization of procedural learning. Exp Brain Res 127:1-11

Leggio MG, Silveri MC, Petrosini L, Molinari M (2000) Phonological grouping is specifically affected in cerebellar patients: a verbal fluency study. Journal of Neurology, Neurosurgery and Psychiatry 69:102-106

Lucangeli D, Tressoldi PE, Fiore C (1998) ABCA. Test delle Abilità di Calcolo Aritmetico. Erickson, Trento

Mandolesi L (2000) Ruolo dei circuiti cerebellari nella elaborazione dell'informazione spaziale. Tesi dottorato XII ciclo, Università di Roma "La Sapienza"

Mandolesi L, Leggio MG, Graziano A, Neri P, Petrosini L (2001) Cerebellar contribution to spatial event processing: involvement in procedural and working memory components. Eur J Neurosci 14:2011-2022

Mandolesi L, Leggio MG, Spirito F, Petrosini L (2003) Cerebellar contribution to spatial event processing: Do spatial procedures contribute to formation of spatial declarative knowledge? Eur J Neurosci 18:1-9

Meazzini P, Fagetti MA (1997) Le strategie d'intervento. In: Handicap, passi verso l'autonomia, a cura di Meazzini P. Giunti, Firenze

Milner B (1970) Memory and the temporal regions of the brain. In: Pribamand KH, Broadbent DE (ed.), Biology of Memory. Academic Press, New York

Mishkin M, Appenzeller T (1987) The anatomy of memory. Scientific American 256:80-89

Molinari M, Leggio MG, Solida A, Corra R, Misciagna S, Silveri MC, Petrosini L (1997) Cerebellum and procedural learning: evidence from focal cerebellar lesions. Brain 120:1753-1762

Moon C, Cooper R, Fifer W (1993) Two days olds prefer their native language. Infant Behavior and Development 16:495-500

Morris RGM, Garrud P, Rawlins JP, O'Keefe J (1982) Place navigation impaired in rats with hippocampal lesions. Nature 297:681-683

Morris RGM (1981) Spatial localization does not require the presence of local cues. Learning and Motivation 12:239-260

Morris RGM (1983) Modelling amnesia and the study of memory in animals. Trend in Neuroscience 6:479-483

Morris RGM, Anderson E, Lynch GS, Baudry M (1986) Selective impairment of learning and blockade of long-term potentiation by an N-methyl-D-aspartate receptor antagonists, AP5. Nature 319:774-776

Morris RGM, Garrud P, Rawlins JRP, O'Keefe J (1982) Place navigation impaired in rats with hippocampal lesions. Nature 297:681-683

Moscovitch M (1992) Memory and working-with-memory: a component process model based on modules and central systems. J Cogn Neurosci 4:257-267

Neri P (2002) Ruolo dei recettori NMDA nell'apprendimento spaziale procedurale. Tesi dottorato

XIV ciclo, Università di Roma "La Sapienza"

Nucleo di Ricerca di Didattica della Matematica (1994) Prove Oggettive di Matematica per la Scuola dell'Obbligo. Organizzazioni Speciali, Firenze

O'Keefe J (1979) Place units in the hippocampus of the freely moving rat. Experimental Neurology, 51:78-109

Oliverio A (2002) Prima lezione di Neuroscienze. Laterza, Roma-Bari

Oliverio A (1983) I meccanismi dell'apprendimento. Frontiere della Scienza, Fabbri Editori, Milano.

Oliverio A, Oliverio Ferraris A (1974) Lo sviluppo comparato del comportamento. Boringhieri, Torino

Olton DS, Samuelson RJ (1976) Remembrance of places passed: spatial memory in rats. J Exp Psychol Anim Behav Proc 2:97-116

Owen AM (2000) The role of lateral frontal cortex in mnemonic processing: the contribution of functional neuroimaging. Experimental Brain Research 133:33-49

Pavlov IP (1927) Conditioned reflexes: an investigation of the phisiological activity of the cerebral cortex. Anrep GV (transl). Oxford University Press, London

Pavlov IP (1973) Psicopatologia e Psichiatria. Editori Riuniti, Roma

Petrides M, Iversen SD (1979) Restricted posterior parietal lesions in the reshus monkey and performance on visuospatial tasks. Brain Res 161:63-79

Petrosini L, Molinari M, Dell'Anna ME (1996) Cerebellar contribution to spatial event processing: Morris water maze and T-maze. Eur J Neurosci 9:1882-1896

Petrosini L, Leggio MG, Molinari M (1998)The cerebellum in the spatial problem solving: a co-star or a guest star? Progr Neurobiol 56:191-210

Piaget J (1968) La nascita dell'intelligenza nel bambino. NIS, Firenze (ed. originale:1936)

Ragozzino ME, Ragazzino KE, Mizumori SJY, Kesner RP (2002) Role of the dorsomedial striatum in behavioral flexibility for response and visual cue discrimination learning. Behav Neurosci 116:105-115

Rauch SL, Whalen PJ, Savage CR, Curram T, Kendrick A, Brown HD, Bush G, Breiter HC, Rosen BR (1997) Striatal recruitment during an implicit sequence learning task as measured by functional magnetic resonance imaging. Human Brain Mapping 5:124-132

Rossi PG, Malaguti T (1994) Valutazione delle Abilità Matematiche. Erickson, Trento

Rovee-Collier C (1988) The joy of Kicking: memories, motives and mobiles. In: Salomon PR, Goethals GR, Kelley CM, Stephen BR (ed.), Memory: Interdisciplinary Approaches. Springer, New York

Rumelhart DE, Norman DA(1981) Analogical processes in learning. In: Anderson JR (ed.), Cognitive Skills andtheir Acquisition. Erlboum, Hillsdale

Rumelhart DE (1980) On evaluating story grammars. Cognitive Science 4:313-316

Sabbadini G (1999) Manuale di Neuropsicologia dell'Età Evolutiva. Zanichelli, Bologna

Sanes JN, Dimitrov B, Hallett M (1990) Motor learning in patients with cerebellar disfunction. Brain 113:103-120

Sartori G, Job R, Tressoldi PE (1995) Batteria per la Valutazione della Dislessia e della Disortografia Evolutiva. Organizzazioni Speciali, Firenze

Schacter DL, Tulving E (ed.) (1994) Memory Systems. MIT Press, Cambridge, MA

Schacter DL, Curran T, Reiman EM, Chen K, Bandy DJ, Frost JT (1999) Medial temporal lobe activation during episodic encoding and retrieval: a PET study. Hippocampus 9:575-581

Schmanhmann JD, Sharman JC (1998) The cerebellar cognitive affective syndrome. Brain 121:561-579

Schugens MM, Breitenstein C, Ackermann H, Daum I (1998) Role of the striatum and the cerebellum in motor skill acquisition. Behav Neurol 11:149-157

Shenk F, Morris RGM (1985) Dissociation between components of spatial memory in rats after recovery from the effects of retrohippocampal lesions. Exp Brain Res 58:11-28

Skinner BF (1938) The behavior of organisms: an experimental analysis. Appleton Century Crofts, New York

Skinner BF (1953) Science and human behavior. Macmillan, New York

Skinner BF (1957) Verbal behaviour Appleton Century Crofts, New York

Spranger E (1962) Fröebel. Armando, Roma

Spurzheim JG (1825) Phrenology, or the Doctrine of the Mind (3rd ed.). Knight, London

Squire LR (1992) Declarative and Nondeclarative Memory: multiple brain systems supporting learning and memory. J Cogn Neurosci 4:232-243

Squire LR, Zola-Morgan S (1991) The medial temporal lobe memory system. Science 253:1380-1386

Thorndike EL (1911) Animal intelligence. Macmillan, New York

Thorndike EL (1913) The psychology of learning. Teacher College, New York

Tolman EC, Honzik CH (1930) Introduction and removal of reward and maze performance in rats. University of California Publication in Psychology 4:257-275

Tolman EC (1948) Cognitive maps in rats and men. Psychological Review 55:189-208

Tolman EC (1961) Behavior and psychological man. University of California Press, Berkeley

Torgesen JR (1988) Studies of Children with learning disabilities who perform poorly on memory span tasks. Journal of Learning Disabilities 21:605-612

Tressoldi PE, Cornoldi C (1991) La Batteria per la Valutazione della Scrittura e della Competenza Ortografica nella Scuola dell'Obbligo. Organizzazioni Speciali, Firenze

Tulving E Episodic and semantic memory. In: Tulving E, Donaldson W (ed.), Organization of memory. Academic Press, New York, pp. 381-403

Vallar G (1990) Disordini neuropsicologici della memoria. In: Manuale di Neuropsicologia, a cura di Denes F, Pizzamiglio L. Zanichelli, Bologna

van Groen T, Kadish I, Wyss JM (2002) The role of the the laterodorsal nucleus of the thalamus in spatial learning and memory in the rat. Behav Brain Res 136:329-337

Vicari S, Caselli MC (ed.) (2002) I disturbi dello sviluppo. Neuropsicologia clinica e ipotesi riabilitative. Il Mulino, Bologna

Vicari S (2001) Implicit versus explicit memory function in children with Down and Williams syndrome. Downs Syndr Res Pract 7(1):35-40

Whishaw IQ, Tomie J (1997) Two kinds of place learning dissociated by fimbria-fornix lesions in a rat food carrying task: relevance to distinctions between human memory categories. Behav Brain Res

Yàgüez L, Nagel D, Hoffman H, Canavan AG, Wist E, Hömberg V (1997) A mental route to motor learning: improving trajectoral kinematics through imagery training. Behav Brain Res 90:1:95-106

Ylinen A, Lathinen H, Sirvio J, Partanen, Asikainen A, Gulyas A, Freund TF, Riekkinen PJ (1991) Behavioral electrophysiological and hystopathological changes following sustained stimulation of the perforant pathway input to the hippocampus: effect of the NMDA receptor antagonist, CGP 39551. Brain Res 553:195

Zamboni G (1995) Le modificazioni della regolazione fisiologica. In: Manuale di Neuroscienze, a cura di Umiltà C. Il Mulino, Bologna

Printed in the United States
By Bookmasters